身体小信号，健康大预警

杜科业 著

湖南科学技术出版社 博集天卷 CS-BOOKY

·长沙·

自序：倾听身体的"低语"

作为一名医生，我每天都在医院里见证着生命的坚韧与脆弱。我见过太多本可避免的遗憾，也收获了许多因及时干预而带来的欣慰。这些经历中，有一个反复出现的主题深深触动了我，也促使我提笔写下这本书，那就是我们对来自身体的那些细微"信号"，常常在无意间选择了忽视。

你是否也曾经历过：

· 将持续几天的莫名疲惫，归咎于"最近太忙了"？

· 偶尔头晕目眩，认为是"没吃好"或"没睡好"？

· 皮肤上悄然出现小小的变化，觉得"不痛不痒，应该没事"？

· 消化系统偶尔发的"小脾气"，喝点热水便抛之脑后？

· 情绪上难以名状地低落，告诉自己"过两天就好了"？

这些看似不起眼的"小信号"——也许是身体轻微的酸胀、短暂的视力模糊、不易察觉的体重波动、睡眠质量的细微改变，抑或情绪上不易捕捉的涟漪——尽管并不总是疾病的号角，却常常是身体向我们发出的最初始的"健康提醒单"。它们是身体这位沉默伙伴的"低语"，是健康天平上最初晃动的砝码。

遗憾的是，在快节奏的现代生活中，我们习惯了"扛一扛""忍

1

一忍"。工作、家庭、生活的压力让我们分身乏术,身体的这些"低语"很容易被淹没在喧嚣里,被当作无足轻重的噪声。我们习惯等到"扛不住了""疼得受不了了"才寻求帮助,然而一些本可轻松化解的小问题,可能就这样悄然发展成需要付出更多代价去应对的挑战。

这便是本书的缘起。我深感真正的健康守护始于细微处的觉察。预防,永远优于治疗;及早发现,常常意味着更多的选择和更好的预后。这本书不是一本令人焦虑的"疾病大全",而是一份关于身体的"信号解读指南"。它聚焦于那些贴近你我日常生活、极易被忽视的"小信号",尝试用最平实的语言,揭开它们可能指向的潜在健康风险。

书中所涉及的内容并非危言耸听,而是基于医学常识和临床观察,旨在提高警觉,而非制造恐慌。我会尽可能清晰地解释:

· "这个小信号可能是什么?"(背后的生理或病理机制简述)

· "它在什么情况下需要我格外留意?"(需要警惕的"红灯信号")

· "我可以先做些什么?"(科学、实用的家庭缓解或初步应对方法)

· "何时必须去看医生?"(明确寻求专业帮助的时机)

更重要的是,书中会分享许多简单、可行、融入生活的健康习惯和调整建议。健康的维系,往往并不依靠昂贵的补品或极端的改变,而在于我们对日常细节的重视和点滴行为的调整——如何吃得更有智慧一点?如何动得更科学一点?如何睡得更安稳一点？如何与压力相处得更平和一点？

　　我写这本书的初心，是希望它能成为你案头或枕边的一位"健康小顾问"。在你感觉身体发出"异样"信号时，能随手翻一翻，获得一些初步的判断和实用的建议，帮你决定是"再观察一下"，还是"该去挂个号了"。希望它能唤起你对自身健康的主动关注，培养一种"健康敏感度"，学会倾听并尊重身体的每一次"低语"。

　　医学是复杂的，个体差异是巨大的，本书的内容无法替代专业的医学诊断和治疗。但希望它能成为一座桥梁，连接起你的日常生活体验与专业的健康认知。让你在面对身体的"小信号"时，多一份从容，少一份迷茫；多一份主动，少一份被动。

　　健康是生命的底色。愿这本书能帮助你更好地解读身体的密码，在生活的长跑中，更早地发现那些可能硌脚的小石子，及时调整步伐，守护好这份最珍贵的财富。你的健康，值得你温柔以待，细心倾听。

目录

第二章

你的不良饮食习惯有多致命

第三章

生活小常识篇

第四章

当你的身体出现了健康信号

第五章

女孩们，你们并不孤单

第六章

♡ 家庭药箱与健康体检篇

第一章

你以为的工伤
本可以不是工伤

I-I

出现"黑眼圈"就一定是睡眠不足吗？

如今很多人的状态都是"晚上睡不着，白天起不来"，明明知道熬夜的"标配"是黑眼圈，却依然停不下玩手机的手。

但黑眼圈一定是熬夜导致的吗？有的人明明生活很规律，为什么每天也顶着两个黑眼圈？

长期熬夜确实会导致黑眼圈的产生，但并非所有黑眼圈都是熬夜等不良习惯导致的，还有一部分朋友之所以有黑眼圈，可能和遗传、日晒、不恰当使用化妆品、衰老等因素有关。

按照不同的成因，我们大致可以把黑眼圈分为以下4种[1]：

1. 血管型黑眼圈

这种类型的黑眼圈跟熬夜密切相关，血管型黑眼圈从外观上看，一般呈现为青色或紫红色，形成原因主要是长期熬夜，眼部疲劳。在这种状态下，静脉血管中血流速度缓慢，眼部红细胞供氧不足，静脉血管中二氧化碳及代谢废物积累过多，形成慢性缺氧，血液较暗并形成滞留，再加上眼部周围皮肤较薄，最终形成血管型黑眼圈。[2]

2. 色素型黑眼圈

这种黑眼圈一般呈现为棕褐色，形成原因大多数为长期日晒、使用不适宜的化妆品，或者部分疾病比如接触性皮炎等。它们都会导致眶周皮肤内色素增多并发生沉着，最终形成上下眼睑的棕褐色外观。[3]

区分血管型还是色素型黑眼圈有一个小技巧，就是按压黑眼圈那里的皮肤。如果按压后，颜色变浅，松开又变深了，一般为血管型黑眼圈；如果颜色没什么改变，多为色素型黑眼圈。

3. 结构型黑眼圈

结构型黑眼圈本质上是受眼周自身结构影响，面部皮肤表面的轮廓在光照下所形成的阴影，颜色可深可浅。导致结构型黑眼圈形成的原因主要是先天性因素或者自然衰老，比如泪沟下陷、眼袋突出、眼周皮肤松弛下垂、眼部水肿等。

这类黑眼圈的特点是：扒拉一下眼周的皮肤，黑眼圈会随之消失。

4.混合型黑眼圈

有人的黑眼圈同时包括了以上多种类型，这就是混合型黑眼圈。

那么有哪些方法可以防治黑眼圈呢?

1.眼周皮肤比较细薄，暴晒后容易形成色素沉着，所以一定要做好眼部防晒，比如佩戴太阳镜、使用太阳伞，如果是在眼周涂抹防晒霜，一定要注意查看该防晒霜能否用于眼周。[4]

2.避免不适宜的化妆品过度刺激眼周皮肤，导致炎症反应，形成色素沉着。

3.合理选择护肤品，对于色素型黑眼圈可以选择含有维生素C（简称"维C"）、烟酰胺等美白成分的护肤品；对于血管型黑眼圈可以选择一些有助于改善血液循环的护肤品，比如含有咖啡因成分的眼霜，就对消除眼周水肿有一定帮助。

4.对大多数人来说，预防黑眼圈最好的方法就是养成良好的作息习惯，因为即便是先天性的黑眼圈，如果继续熬夜，不能保持良好的作息习惯，也会加重，甚至形成混合型黑眼

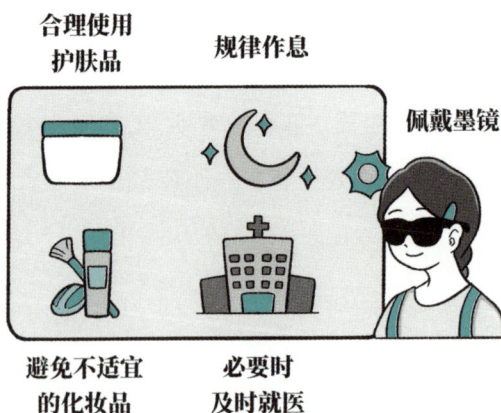

防治黑眼圈五步

圈。所以为了自己的健康，还是要养成规律作息。

5.必要时可前往医院寻求进一步治疗。

参考文献：

[1] HUANG Y L, CHANG S L, MA L, et al. Clinical analysis and classification of dark eye circle[J]. Int J Dermatol, 2014, 53(2)：164-170.

[2]陈雪.黑眼圈的真相[J].新农村,2022,3:39.

[3]陈业莉.眶周色素沉着的分型及评估方法[J].临床皮肤科杂志,2019,48(5):314-318.

[4]黑眼圈清除战 让你跟熊猫眼说拜拜[J].中国眼镜科技杂志,2017,10:188.

I-2

富贵包是什么包？

在日常生活中，我们可能会发现一些人的颈部后方有一处明显隆起的包，这种情况在中老年人身上较为常见，如今也出现在不少年轻人身上。由于长包的人通常体型较为丰满或者偏胖，因此，人们习惯性地称这种包为"富贵包"。这个"富贵包"并非真的象征着富贵，如果不引起重视并正确对待的话，它可能会越长越大，甚至对颈椎造成严重影响，成为"夺命包"。

富贵包是如何形成的呢？

"富贵包"的形成与长期低头伏案工作、低头含胸看手机、玩电脑，以及长期劳动如挑重物等因素有关。

正常情况下，颈椎的生理曲度是向前凸出的，而胸椎则向后凸出，颈胸交界处正好处于这两个曲度的转换点。长时间低头使颈胸椎生理曲度改变，就会在颈胸交界处形成一种骨性的突起。这种骨性突起会直接影响到周围的肌肉，导致相关的肌肉群紧张、痉挛并肿胀，软组织增生、脂肪堆积，进而形成所谓"富贵包"。[1]

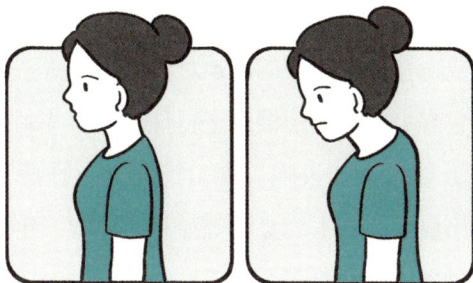

健康体态和长富贵包的体态的对比

有没有包？一站便知

如何判断自己是否有所谓"富贵包"呢？最简单直接的方法是在放松的状态下，用手轻触自己颈后的部位，看是否有明显的隆起。对那些不容易通过触摸辨别的人来说，还可以尝试一种靠墙站立的测试方式。首先，双脚分开至与髋部同宽，然后让双腿、臀部和肩胛骨紧贴墙面。接下来，观察头部能否自然地接触墙面。如果头部无法触及墙面，并且颈部后方有显著的凸起，那么这表明你可能有富贵包。

不只是外观不美！

富贵包会使脖子看起来又粗又短，体态上不美观。除此之外，肌肉的频繁疼痛和僵硬等不适，还会限制颈部和肩部的活动。在症状加重的情况下，它可能还会对患者的日常工作及生活造成影响。

由于富贵包通常位于体表较浅的位置，所以它不太可能对脊髓神经或血管产生较大的压迫。然而，随着富贵包体积的持续增大，它有可能加速颈椎的退行性变化，并刺激邻近的交感神经系统，导致诸如失眠、视力模糊、心悸甚至晕眩等问题。对已经出现手部麻木或头晕等症状的患者，建议尽早前往医院的康复科进行颈椎检查。

如何避免富贵包的产生，或者在不严重的情况下如何消除富贵包呢？

1）改变不良姿态：无论是办公、看手机还是看书，都避免长时间的低头；睡觉时则要避免垫高枕。

2）适当放松颈胸部肌肉：久坐之后可以耸耸肩、拍拍颈部的肌肉、做做扩胸运动。[2]

3）加强颈部肌肉锻炼：

·靠墙收下巴：站立时，两腿分开与肩同宽，背靠墙面。确保肩膀触碰到墙，用力让肩膀向后压住墙。用食指轻轻向后推下巴，保持头部和墙面紧密接触。维持这个姿势5~8分钟。

·颈部抗阻练习：坐在椅子边缘，双腿开立与髋部宽度相等。将一条弹力带固定在你的头后方，用双手分别握住弹力带的两端。深吸一口气，伸直脊柱；呼气时，用双手拉动弹力带，让颈部感受到来自双手和弹力带的阻力。

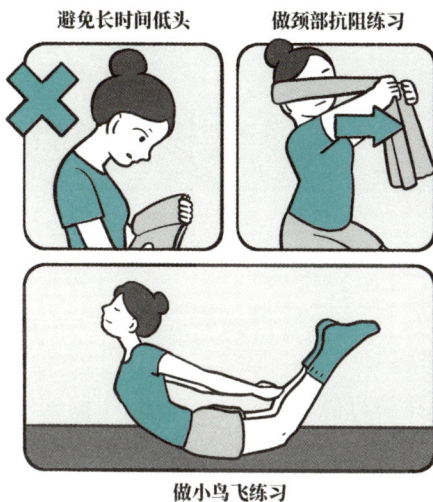

消除富贵包的方式

·小鸟飞：首先，俯卧在床上，双手置于背后。以腹部为中心，用力推起上半身，同时抬起头部。其次，保持双腿并排且紧贴在一起，然后直腿并使脚尖向上指，将下半身抬离床面，使身体形成倒V字形。保持这个姿势5秒钟，重复该动作15至20次即可。[1]

参考文献：
[1]吴兆根.小心脖子后的富贵包[J].江苏卫生保健,2018(10):23.
[2]郭仲华."富贵包"是颈椎病么?[J].中医健康养生,2019,7:49.

I-3

干眼，我该拿你怎么办？

你有没有在加班熬夜之后，常觉得眼睛又痒又干涩？或是长时间看手机后觉得眼睛容易疲劳且看东西模糊？

千万别以为这就是简单的用眼过度，也有可能是干眼在"作妖"！根据《干眼临床诊疗专家共识（2013年）》统计，我国干眼发病率为21%~30%，也就是说，每10个人里面，可能就有2~3个人会得干眼。[1]

干眼究竟是如何产生的？好好的眼睛怎么就"缺水"了呢？

其实，我们的眼球表面有一层很薄的结构，叫"泪膜"。它就像眼睛表面的"润滑油"，对眼睛起到湿润、保护的作用。每一次眨眼，都是眼睛对泪膜进行修补，维持其完整性的过程。

泪膜从内到外由黏蛋白层、水液层和脂质层组成，任何一层结构发生异常都会影响泪膜的稳定性。

黏蛋白层：当眼表上皮细胞受损时，比如热烧伤、眼表化学伤等，就会导致黏蛋白缺乏，影响泪膜的完整性。

水液层：如果泪液生成不足，像老年人泪腺功能降低，也会导致泪膜不稳定，引发干眼。

脂质层：如果引发睑板腺功能障碍，脂质层不够"结实"，泪液就会过多蒸发，导致干眼。

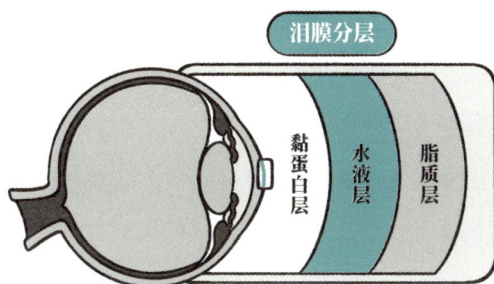

眼球结构示意图

生活中的一些不良习惯也会让我们"不幸中招"！

生活方式相关性干眼可以分成3类[2]：

1.与行为相关的。长时间使用手机、电脑等电子产品易导致干眼。我们看手机和电脑的时候注意力往往高度集中，眨眼次数减少，就会导致眼表暴露过多，泪液蒸发过快。长期佩戴隐形眼镜会降低角膜敏感性，减少眨眼次数，导致干眼。另外，睡眠不足、眼部化妆品清洁不彻底也是导致干眼的重要因素。[3]

2.与环境相关的。长时间在供暖或空调制冷的环境中工作、生活也容易导致干眼。空调房里空气湿度低，气流大，会加速泪液的蒸发，加重干眼症状。

3.与饮食相关的。缺乏营养的低质量饮食、甜品奶茶不离手的高脂饮食，以及过量饮酒，都是导致干眼的危险因素。

如果患上了干眼，该怎么办呢?

1.针对病因治疗： 如果是不良生活习惯导致的干眼，可以通过纠正不良习惯进行改善，如减少电子产品的使用时间，改善工作环境等。

2.药物治疗：人工泪液、糖皮质激素、抗生素等都能在一定程度上缓解干眼，前提是要遵医嘱使用。

3.非药物治疗：清洁睑缘、热敷熏蒸和睑板腺按摩都是常用的治疗方法。这里介绍一个在家就能进行的方法——热敷。在家可以用热毛巾或热敷眼罩，保证温度能达到40~45℃，热敷10~15分钟即可。[4]

当然，我们更需要牢记的是，该如何预防干眼[2]。

40~45℃

10~15分钟

热敷可有效缓解干眼

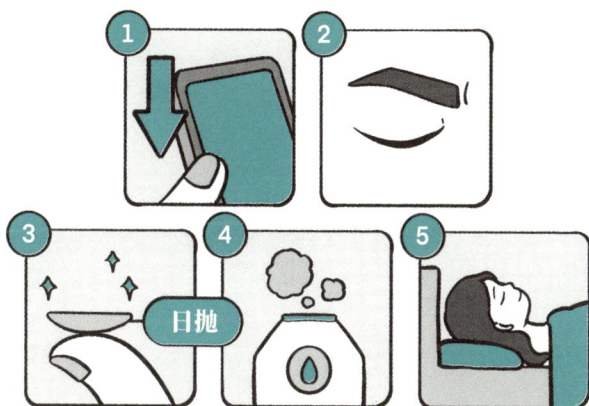

预防干眼的方式

1.减少使用电子产品的时间：条件允许的话，在使用20分钟后，可注视6米以外的场景20秒。

2.进行有效的眨眼练习：正常闭眼2秒→紧紧闭合眼睑2秒→睁眼2秒，重复1分钟。

3.如果必须戴隐形眼镜的话，尽量选择润湿性良好的日抛型眼镜。并且戴镜摘镜前要清洁手部，避免戴镜游泳和过夜。

4.在供暖或空调制冷的环境中使用加湿器能在一定程度上预防干眼发生。

5.保证日常均衡的饮食和充足的睡眠。

参考文献:

[1] 中华医学会眼科学分会角膜病学组. 干眼临床诊疗专家共识 (2013年) . 中华眼科杂志,2013,49(1):73-75.

[2] 亚洲干眼协会中国分会,海峡两岸医药卫生交流协会眼科学专业委员会眼表与泪液病学组,中国医师协会眼科医师分会眼表与干眼学组. 中国干眼专家共识:生活方式相关性干眼(2022年) [J] . 中华眼科杂志,2022,58(8) :573-583.

[3] NG A,EVANS K,NORTH R V,et al. Impact of eye cosmetics on the eye,adnexa, and ocular surface[J]. Eye Contact Lens,2016,42(4):211-220.

[4] 亚洲干眼协会中国分会,海峡两岸医药卫生交流协会眼科学专业委员会眼表与泪液病学组,中国医师协会眼科医师分会眼表与干眼学组.中国干眼专家共识:治疗(2020年)[J].中华眼科杂志,2020,56(12):907-913.

I-4

♡

颈椎病，你中招了吗？

　　我在医院待的这些年，见过不少颈椎病患者，有70岁的、40岁的，也有20岁的……

　　实际上，近年来颈椎病的发病年龄逐渐呈年轻化趋势，特别是30岁以下的颈椎病患者的人数陡增。[1]

　　颈椎病的准确定义是：因颈椎椎间盘退行性改变及其继发的相邻结构病理改变累及周围组织结构（神经、血管等），并出现与影像学改变相应的临床表现的疾病。一般来

肌肉劳损示意图

说，人到30岁之后才会逐渐出现颈椎间盘的退行性改变。那为什么近年来30岁以下的年轻人纷纷"中招"呢？这当然离不开两大"陋习"——"爱久坐"和"常低头"。

来看看这两大陋习到底是如何伤颈椎的！

第一步：肌肉劳损。当你低头玩手机的时候，脖子的肌肉其实是朝着一侧发力的。时间长了，肌肉就会痉挛，让你有种酸酸痛痛的感觉。"搬砖"太久，肌肉吃不消啊，劳损老化，颈椎的小痛大病也一起出现了。

第二步：颈椎盘突出（脱出）。这里先给大家介绍一个小东西：椎间盘。它夹在椎骨和椎骨之间，像垫子一样软软的，有弹性，可以防止骨头相互摩擦。而我们在长时间低头的时候，两块骨头就会暴力挤压这块"软垫"。"软垫"被压变形，甚至是被挤出去，从而压迫神经和血管。而若是两块椎骨之间没了软垫，硬碰硬，又会两败俱伤。

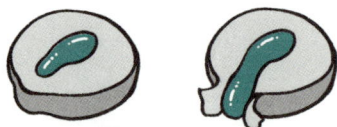

正常椎间盘　　　椎间盘突出

颈椎盘突出示意图

第三步：骨刺增生。两块椎骨出现裂痕后，不断有新的细胞产生，长成一个个小骨刺，不仅祸害对方，无辜的韧带也会被撕裂、出血。"神经""血管"又变成了倒霉鬼，生存空间变小，还不停地受到周围邻居的骚扰伤害。

一旦真的发展成颈椎病，轻则头晕恶心、手脚无力、四肢麻木，重则中风、瘫痪。所以我们在面对颈椎病时，如果能做到早发现、早预防，就能少受罪。在脖子还没出现问题，或者问题还只是肌肉酸痛的时候，就要好好保护颈椎。

那么，颈椎病应该怎么预防呢？[2]

1.睡姿有讲究。不良的睡姿会加重颈部肌肉的负担，造成骨骼变形。建议选择略硬的床垫，尽量保持颈椎和脊柱的生理弯曲。选择高低适中的枕头，能托起颈部，恢复正常曲度，颈部略后伸。

2.保持正确坐姿。颈部肌肉用力不协调就会造成颈椎磨损和增生。坐时保持端正的姿势，用电子设备时要平视屏幕，避免长时间低头。

3.劳逸结合。建议工作或学习1小时后起身放松休息一下。可以尝试做"米"字形的颈椎操，颈部依次做"前驱—后仰—左侧屈—右侧屈—左旋转—右旋转"几个动作，每次10分钟，每天做3次。

4.饮食健康。多摄入富含蛋白质、钙质、维生素的食物，如奶制品、绿叶蔬菜、海产品、豆制品等，有利于骨骼、肌肉和韧带的生长。

5.加强颈部肌肉的锻炼。打羽毛球、打太极拳、练瑜伽等运动都能增强颈部肌肉，增加颈部脊柱的稳定性。

6.防寒保暖。如果在夏季长时间待在空调房中，接受冷风吹袭，也容易诱发颈椎病，所以要做好颈部保暖工作。洗发后也要吹干后再入睡。

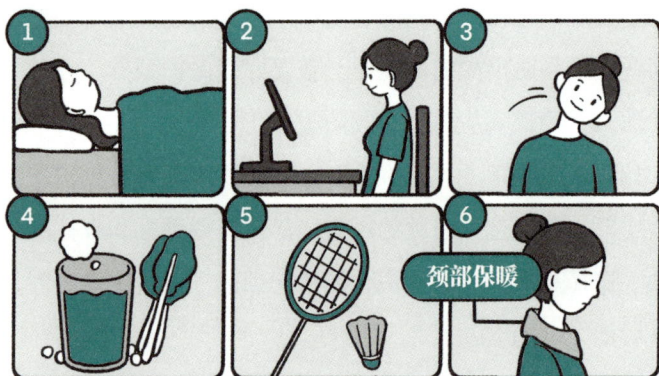

预防颈椎病的若干方式

参考文献：

[1]圣磊,朱龙飞.颈椎病年轻化趋势的调查及X线表现[J].中外医学研究,2012,10(3):60-61.

[2]胡艳丽,王娟,杨丽.颈椎病的预防与保健[J].中国疗养医学,2021,30(4):357-359.

I-5

♡ 这么年轻，怎么就腰椎间盘突出了？

我有一次查房，遇到了一个年轻小伙子，让我印象蛮深刻。

这个小伙子是武汉一家公司的职员，因为长期坐在办公桌前对着电脑写各种资料，腰越来越痛，还有腿麻的症状，后来到医院拍个磁共振一看——腰椎间盘突出，而且还挺严重，需要做椎间孔镜。

一般人都这样了，手术前肯定就乖乖躺着休养了吧！但查房时，发现他跟其他病人不一样，还捧着台笔记本电脑在那里噼里啪啦打字，键盘敲得飞快。我们问他，怎么还坐在床上办公，不好好休息？

小伙子挠了挠头，告诉我们，他也知道自己的腰痛就是因为长期坐着办公导致的，但这次能请到假住院做手术就不错了，手上有一些工作实在是没办法突然交接出去，只能住院期间云办公了。生活确实如此，我们知道长期坐着学习或者办公对身体不好，但也没有太多办法去改变，只能尽力去做一些保护。

根据相关统计数据，我国约有 2亿人存在腰椎方面的问题。而且腰椎病发病的人群日趋年轻化，像司机、学生以及久坐的人群极易出现腰椎方面的问题。在临床治疗中，年龄最小的腰椎间盘突出患者仅10多岁[1]。

那么腰椎间盘突出是怎么发生的呢？

假如我们把椎体和椎间盘想象成一个汉堡，那么椎间盘就是被两个椎体夹在中间的馅。当椎体从上下两侧往中间挤压时，椎间盘就很容易突出（纤维环破裂，髓核突出），突出的髓核又触碰到相应神经，就会引发各种症状。

腰椎间盘突出最常见的症状就是腰痛和腿痛，腰痛常发生于腿痛之前，两者也会同时发生。活动时疼痛加剧，休息后减轻。有的人打喷嚏、咳嗽时也可加重疼痛，部分患者还表现为下肢无力和感觉减退，甚至会有大小便障碍。

实际上，我们的腰椎间盘就是在夹缝中生存的"小强"，正常情况下它很顽强，不会轻易突出。但如果你不懂得

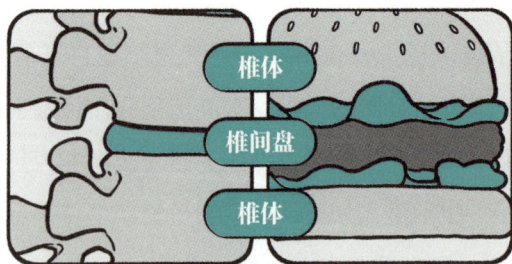

椎体与椎间盘之间的关系示意图

珍惜，在生活中总做这几个伤腰的动作，就容易引起腰椎间盘突出。

（1）久坐

长时间坐着不活动，特别是踞着腰坐，就容易导致腰椎得不到充分的休息。时间一长，腰背肌就容易发生劳损。随着肌肉的力量变差，上半身的重量便压到椎骨上，导致椎间盘受力异常增大。

久坐图

因此，最好坐40分钟左右就站起来活动一下，伸展一下身体、去趟卫生间、接杯水喝，都能给腰椎一个喘息的机会。

（2）弯腰搬重物

弯腰捡东西，或者搬地上的重物，想必这个动作大家非常熟悉。先弯腰，搬起东西，然后站起来，看起来一气呵成，但这个动作其实非常伤腰！很多人也是在做这个动作的时候发生了腰椎间盘突出。

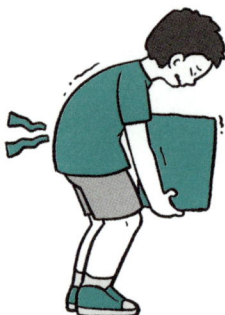

弯腰图

下次搬重物的时候你不妨尝试这样做：先蹲下来，然后双手将重物抱起，最好是紧贴身体，然后通过腿部的力量慢慢站起来，这样能有效避免腰椎承受过大的压力。

（3）剧烈跑、跳、落地

当然这一点是针对普通人，尤其是平时不怎么运动的人的。突然剧烈的跑、跳，或高高跳起后落地的瞬间，会让椎间盘受到的压力陡增，这时候也容易发生腰椎间盘突出。所以啊，即使是运动，也要循序渐进，切不可急功冒进！

对于腰椎间盘突出症患者，症状较轻的可保守治疗，有功能障碍者多数需要手术治疗（比如采用显微镜下椎间盘切除术、射频消融术等）[2]。更重要的是在生活中养成良好的习惯，预防疾病的发生：

1.坐姿端正，可备护腰垫，避免腰部悬空，弯腰驼背。

2.避免久坐，应中途起立适当锻炼。

3.避免床垫太软，或长时间瘫坐在沙发上。

端正坐姿　　　　**避免久坐**　　　　**勿长时瘫坐沙发**

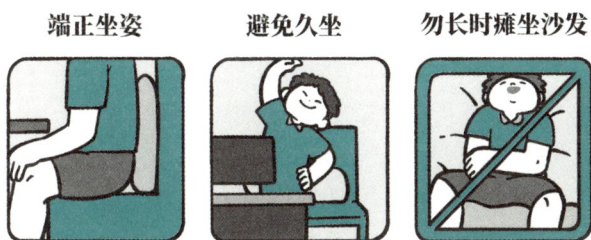

如何预防腰椎间盘突出

参考文献：

[1]李波.腰椎病的预防和治疗如何做[J].科学养生,2021,24(3):81.

[2]中华医学会骨科学分会脊柱外科学组,中华医学会骨科学分会骨科康复学组.腰椎间盘突出症诊疗指南[J].中华骨科杂志,2020,40(8):477-487.

I-6

错误擤鼻涕或致耳朵鼓膜穿孔

告诉你一个冷知识：每个人每天都会分泌1~1.5 L的鼻涕，大概也就是两瓶矿泉水那么多吧！这些鼻涕大部分都会被我们咽下去，只有少部分会通过"擤鼻涕"的方式排出来。

说起擤鼻涕，想必不少人在擤鼻涕的时候都有过耳朵发闷，甚至疼痛的感觉。

我们的鼻腔和面部很多器官之间都有"暗道"连接。如果我们擤鼻涕时，同时压住两侧鼻腔，用力又过大，就容易导致过强的气压形成，[1]然后气压会通过连接鼻咽部和中耳腔的咽鼓管，对我们耳内的压力产生影响，造成耳部不适的感受。

这种方式不仅会使耳朵不舒服，它还可能诱发非常危险的后果！[2]

• 中耳炎

我们的鼻子和耳朵其实是相通的，咽鼓管就是它俩之间的桥梁。在我们用力擤鼻涕时，鼻腔内升高的压力会将带有细

错误擤鼻涕容易引起中耳炎

菌、病毒的分泌物挤入中耳腔，就容易引起中耳炎，进一步还有发展成鼓膜穿孔的风险。

如果擤鼻涕之后出现了耳闷、听力下降、耳鸣的症状，就可能是患上了分泌性中耳炎。

● **眼眶气肿**

一般情况下，鼻腔内壁的软组织会把气体牢牢地包裹在鼻腔内。如果是做过鼻内窥镜手术或者眼眶内壁有外伤，导致软组织出现缺损，这时候用力擤鼻涕，鼻腔内的气体就会"逃逸"到眼球周围的皮下组织，引起眼眶气肿。[3]

注意啊，眶内压突然升高，严重者甚至会导致视力丧失。

● **鼻出血、鼻窦炎**

压住两侧鼻翼用力擤鼻涕时，急速上升的鼻腔内压力还容易造成鼻腔黏膜损伤，导致鼻出血。

如果携带有细菌和病毒的鼻涕经鼻窦开口进入窦腔，还可能诱发鼻窦炎。

那么，如何"解锁"擤鼻涕的正确方式呢？

1.头向前倾，嘴巴紧闭。

2.避免同时捏着两个鼻孔擤鼻涕，可先用手指压住一侧鼻翼，然后稍用力，通过鼻腔向外呼气，对侧鼻腔的鼻涕即可擤出；一侧擤完，再擤另一侧。

3.擤完鼻涕及时洗手。

这样给鼻涕留出"正确的出口"，可以避免鼻涕慌不择路进入其他通道。

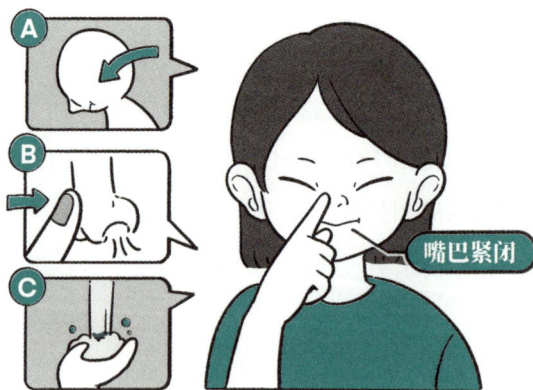

擤鼻涕的正确方式

参考文献：

[1] CLEMENT P, CHOVANOVA H. Pressures generated during nose blowing in patients with nasal complaints and normal test subjects[J]. Rhinology, 2003,41(3):152-158.

[2] 秦琼,任丹妮.你真的会擤鼻涕吗?[J].中医健康养生,2022,8(3):65-66.

[3] GWALTNEY JR J M, HENDLEY J O, PHILLIPS C D, et al. Nose blowing propels nasal fluid into the paranasal sinuses[J]. Clin Infect Dis, 2000, 30(2):387-391.

I-7 频繁挖鼻孔可能导致颅内感染

我观察过一些人的习惯：有的人特别喜欢挖鼻孔，挖完不够爽，还要闻闻手指；有的人挖完还要把鼻屎搓成小球球再弹飞……

然而，挖鼻孔一时爽，一旦发生感染，后果可是很严重的哟！

首先我们来了解一下鼻子。你可以把我们的鼻子想象成一个空气净化器。鼻腔内的鼻黏膜会分泌黏液，也就是鼻涕，能黏附一些小的尘埃和病原体。而鼻毛的主要作用是阻挡空气中的灰尘等颗粒物。[1]因此鼻涕和鼻毛就是帮助我们阻挡灰尘和病原体直接进入肺里面的最后一道屏障。

一般来说，大部分的鼻涕会被送到咽部，然后被我们吞下去。而有一小部分鼻涕会"反其道而行之"，被送到鼻孔附近，"风干"后变成鼻屎。

闻闻手指或者搓小球球的爱好只影响形象，但挖鼻孔真的危害不小！

（1）鼻黏膜受伤

鼻黏膜上分布有丰富的毛细血管，如果频繁用力去挖鼻孔，很容易导致鼻黏膜受损或出血。特别是在气候相对干燥的春秋季节，这时候鼻黏膜比较脆弱，更容易因为挖鼻孔而出血。

（2）损伤鼻毛

经常挖鼻孔，会导致鼻毛脱落，削弱鼻腔的防御能力。还要提醒大家，千万不要乱拔鼻毛，因为该行为不仅容易使毛囊发炎，还会降低免疫力。[2]

（3）诱发感染

我们的手指上是携带有大量细菌的，你在挖鼻孔的时候，其实也就将成千上万的细菌带入了鼻孔中。由于鼻子是在面部危险三角区，化脓性感染可能会经面前、眼上、眼下静脉进入颅内的海绵窦。[2]

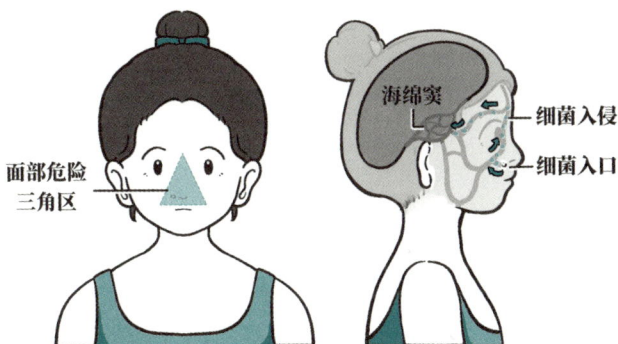

面部危险三角区，以及化脓性感染进入海绵窦的过程

这么做轻则会造成鼻腔局部感染，比如形成疖肿，严重时则可能导致整个面部（包括眼睛）的感染肿胀，甚至引起颅内的感染，危及生命。

给大家推荐4种清理鼻腔的小方法：

①擦拭法

用棉签蘸上干净的温水或者冷水，在鼻腔里轻柔地转动，将鼻腔内的脏东西黏附在棉签上。如果一次擦拭后，棉签比较脏，可以换新的棉签，如此重复几次。

②鼻浴法

将双手清洗干净，双手聚拢捧一把淡盐水或者干净的冷水。然后把鼻孔完全浸入水中，深吸气，并且屏住呼吸几秒，再呼气，这样就可以对鼻腔进行冲洗，让鼻腔变得更加干净。

③吸入蒸汽法

把干净的毛巾浸入热水中，然后拧干。接着将热毛巾覆盖在鼻子上，吸入热的蒸汽。

④盐水洗鼻法

清洗鼻腔的常规方法是用生理盐水或者生理海水喷雾冲洗。冲洗的时候可以坐着或者直立站着，头稍稍向前倾15°，一手将冲洗器塞入一侧鼻孔。缓缓地张开嘴，轻轻地呼吸，让水从一侧鼻孔进去，从另一侧鼻孔或者口咽部出来。这个过程中动作一定要轻柔，以免冲洗液进入气管导致呛咳。

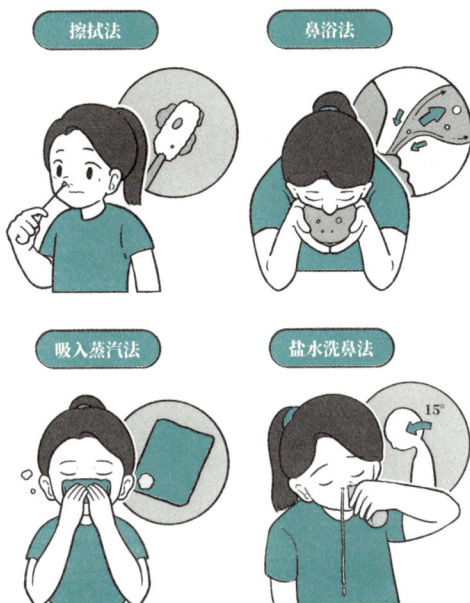

擦拭法

鼻浴法

吸入蒸汽法

盐水洗鼻法

15°

清洗鼻腔的正确方式

参考文献:

[1] 黄选兆,汪吉保,孔维佳.实用耳鼻咽喉头颈外科学[M].2版.北京:人民卫生出版社,2008:53.

[2] 吕慧洋.挖鼻孔的后果[J].健康博览,2018(8):28.

I-8

原来憋尿的危害这么大

你有没有因为想赖床，而憋尿不愿意起来？或者因为其他种种原因而憋尿？

膀胱在我们的身体中相当于一个"中转站"，储存代谢过程中产生的废物——尿液。成年人的膀胱正常情况下储尿量为300~500 ml，当尿量达到200~300 ml时，人就会产生尿意，在产生尿意后没有正常排尿，就属于憋尿了。

在憋尿的过程中，储存在膀胱里的尿液超过500 ml，膀胱就会因尿液过度充盈而膨胀；当尿液达到800 ml时，膀胱就处于膨胀极限的边缘了。无论你憋尿的意志力多么强大，最后都只能"缴械投降"。这个时候排尿行为会逐渐脱离大脑的控制，出现失禁的可能。憋尿严重时还可能危及生命。

● 尿液回流，憋出"内伤"

1. 引起"尿潴留"

我们的膀胱原本是一个有弹性的器官，但经常憋尿，会导致膀胱长期过度膨胀，逐渐失去弹性，导致肌肉收缩无力，每次尿液无法排空，部分尿液残留，形成"尿潴留"。当代谢废物不能及时排出时，还容易引起膀胱炎。

2. 引起尿路感染和肾炎

憋尿时，我们的膀胱会过度膨胀。无法存储更多尿液时，肾脏过滤的尿液不仅不能进入膀胱，甚至会因反向压力过大，破坏原本的单向机制，形成反流。一旦尿液中的细菌沿着尿道逆流而上，就会使泌尿系统受到感染。如果尿液反流到前列腺或输尿管，还容易影响肾功能、导致"肾积水"等。

● **膀胱破裂**

膀胱作为一个储尿的囊状器官，随着尿液的充盈，它的壁会越来越薄。这时候如果遇到外力冲击，就容易导致膀胱破裂出血，形成尿性腹膜炎，危及生命。

● **诱发心脑血管疾病**

憋尿会诱发高血压，甚至引起脑血管破裂出血，所以有心脑血管疾病的老人要格外注意。憋尿太久后，突然排尿还会

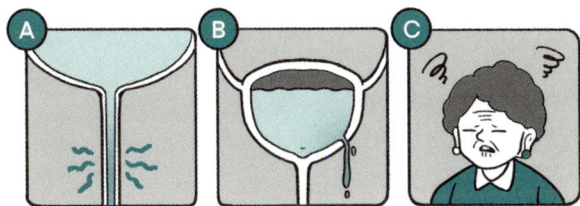

长期憋尿易致尿路感染、膀胱破裂、心脑血管疾病

导致迷走反射，血压突然降低，大脑供血不足，引起昏厥，"排尿性晕厥"的患者占到晕厥患者的15%。[1]

如果遇到不得不憋尿的情况，憋尿后有什么补救方法呢？

1.尿的过程中不要"一泻千里"，尽量控制流速，慢慢来。

2.尿完之后还是要多喝水，多小便，通过"冲洗"的作用避免膀胱内细菌的繁殖。

3.尝试练习凯格尔（Kegel）运动，提高控尿能力。这个运动有点像做"夹断小便"训练，一松一紧进行反复，每次收缩维持3~5秒。[2]

为了自己的健康，还是尽量不要憋尿。

凯格尔运动有助于提高控尿能力

参考文献：

[1] 唐其柱, 许家利.晕厥性疾病[M].北京:人民卫生出版社, 1999:51.

[2] Kegel Exercises - self-care[EB/OL].(2023-01-01).https://medlineplus.gov/ency/patientinstructions/000141.htm.

I-9

♡

"会飞的硫酸"

不少人在生活中都见过一种红黑相间的虫子，形似蚂蚁，这种虫子在身上爬过，往往会留下一条红斑。如果飞到脸上，随手一拍，它分泌的毒液甚至会让人"毁容"。

这种虫子就是隐翅虫，又叫"青腰虫"或者"飞蚂蚁"。

别看这虫子个头小，杀伤力却不容小觑。隐翅虫并不咬人，但它体内含有一种强酸性的毒液，pH值约为1～2。隐翅虫还可以短距离飞行，所以它又被称为"会飞的硫酸"。因此，如果把它拍死，人体皮肤与它体内的毒液直接接触后，就会出现瘙痒、灼烧和疼痛的感觉，类似于强酸引起的接触性皮炎。

一些人被隐翅虫爬过皮肤后会感觉皮肤刺痛，这是因为它毒液中的强酸对皮肤的腐蚀。接着皮肤还会出现条状、片状或点簇状的红斑，有的在红斑上还会出现密集的丘疹、水疱或者脓疱，严重的甚至会出现糜烂坏死。出现皮炎症状后，如果没有及时处理，还可能留下瘢痕。

隐翅虫在南方更加多见，像四川、湖北、湖南、安徽等地均有出现，而且有显著的季节性特点。每年4～10月是隐翅虫相关皮炎的好发季节，其中6～9月最为多见，这与隐翅虫的生长、繁殖周期也是相吻合的。有资料显示，每年6～9月为隐翅虫成虫期，相比于幼虫，成虫体内毒素含量更多，危害也更大。[1]

另外，潮湿、闷热的气候也会刺激隐翅虫，使其活跃程度更高，[2]所以它们常出现在池塘、水沟、杂草丛等地。隐翅虫还是个喜欢追光的"夜猫子"，所以如果你晚上在户外玩手机，那可得小心了！

从外形上来说，隐翅虫还是比较好辨认的，它们的大多数外观形似一只"会飞的蚂蚁"，在不飞行的时候，它们会把翅膀隐藏起来，因此得名隐翅虫。隐翅虫身体细长，可短距离飞行，且身上颜色呈红黑相间状。如果隐翅虫飞到了身上，特别是皮肤上，千万不要直接拍死，也不要直接徒手捏死。因为死亡的瞬间，隐翅虫的毒液很容易粘在皮肤上，引起皮肤损伤。

针对隐翅虫，给大家几个建议：

1.家里可通过安装纱窗或者蚊帐进行隔离防护；

2.户外活动，特别是前往隐翅虫高发区域（田地、郊区、公园等地）时，应身着长衣长裤，做好防护，携带驱蚊虫用品；

3.如果在家里发现了隐翅虫，可以用纸巾捏住后扔掉，注意皮肤不要接触它的毒液；

4.如果隐翅虫出现在身上，可以将其吹走或者甩开，待其飞离，再用肥皂水或清水清洗皮肤；

5.接触隐翅虫毒液的皮肤千万不要再去触碰其他地方，避免毒液侵犯地方增多；

6.被隐翅虫毒液接触后，应立刻用大量肥皂水或清水持续冲洗皮肤，及时彻底地清洗掉受伤部位的毒液，冲洗后可以用5%碳酸氢钠溶液浸润的纱布湿敷，并立刻去医院皮肤科就诊。[3]

参考文献：

[1]BONG L J, NEOH K B, LEE C Y, et al. Dispersal pattern of Paederus fuscipes (Coleoptera: Staphylinidae: Paederinae) in relation to environmental factors and the annual rice crop cycle[J]. Environ Entomol, 2013, 42(5):1013-1019.

[2]罗卓夫,罗茂,许飏.529例隐翅虫皮炎临床分析[J].西南医科大学学报,2019, 42(4):359-362.

[3]邓玖旭,李明,陈博,等. 毒隐翅虫致伤诊治规范[C].//2020中国动物致伤诊治高峰论坛论文汇编.北京：中国医学救援协会动物伤害救治分会,2020.

I-IO
可能你的眼药水都滴错了

眼药水滴哪种？怎么滴？有哪些必须关注的细节？你真的都弄明白了吗？

市面上的眼药水五花八门，你有没有困惑过到底哪种才是适合自己的呢？

首先我们来了解一下眼药水的分类和注意事项。

不同眼药水的注意事项

眼药水种类	常见名称	适应证	注意事项
抗生素类	"XX霉素" "XX沙星"	眼睑、结膜等部位的感染性炎症	使用需遵医嘱，滥用容易导致耐药问题
抗病毒类	"XX洛韦" "XX韦林"	单纯疱疹性角膜炎	不宜久用，以免产生耐药性
含激素类	"XX松" "XX龙"	过敏性炎症、重度炎症等	使用需遵医嘱，滥用容易引起激素性青光眼
人工泪液	透明质酸钠等	异物感、眼睛干涩	长期高频次使用需要选择不含防腐剂的人工泪液
收缩血管类	"XX唑啉"	减少红血丝	长期使用可能带来血管粗大的风险

眼药水种类	常见名称	适应证	注意事项
其他类	如"XX托品"	散瞳检查、严重的角膜炎	错误使用会影响正常视物

根据自己的需求选好了眼药水后，到底该怎么滴呢？

很多人滴眼药水时都特地把药水滴在眼球正中间的位置上，其实这是不对的，我们眼睛中间的角膜位置上有大量的神经末梢，非常敏感，在药水刺激下会迅速眨眼，导致眼药水大量流失，降低药水效果。

正确做法是：

清洗双手，头轻轻后仰，睁开双眼，眼睛向上看，用一只手的食指轻轻拉开下眼睑，注意不要压迫眼球，然后将药水滴入下眼睑的结膜囊里，闭目休息约5分钟，不要眨眼，避免眨眼导致药液流出。

滴完眼药水为了减缓药液流失，还需要注意一个细节：

2~3 cm

滴眼药水的正确方式

在靠近我们鼻腔的眼角处，有一个叫"泪点"的结构，分为上泪点和下泪点，其实这是连接鼻泪管的开孔，当我们流泪时，就会有一部分眼泪顺着泪点进入鼻泪管，最后流出鼻腔，这也是为什么哭泣时会"一把鼻涕一把泪"的原因。所以滴眼药水时，很多人会感觉到鼻腔或者口腔里也有药水，这也是因为药水顺着鼻泪管流了下来，造成药水流失，影响了使用效果。

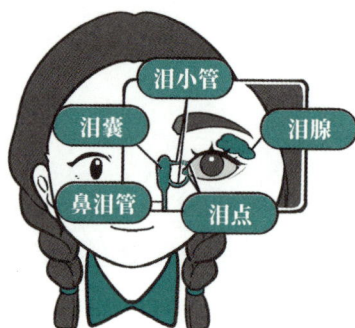

眼部结构

所以在滴完眼药水后，最好用手按住鼻梁与内眼角之间的位置至少2分钟，既可以避免药液流入鼻腔或者嘴里带来不适，也可以减少眼药水从泪道经鼻腔黏膜吸收入血。

还有哪些细节需要关注呢？

1.保质期

我们一般在眼药水的瓶子上都能看到标注的保质期，一般是1到3年，那是不是就意味在截止日期前使用就是安全的呢？当然不是！这里的保质期指的是密封状态下的保质期。一旦眼药水开封，一般建议在1个月之内使用。而一些不含防腐剂的独立包装的眼药水有效期则只有1天。

2.滴眼药水的量

有人说我是不是多滴两滴效果更好呢？我们滴一滴眼药水大约是40微升，而我们的结膜囊能容纳的药液量大约是20微升。也就是说约有一半的药液会从结膜囊溢出来，所以多滴无益，一滴就够了！

3.多种药的点药顺序和间隔时间

如果同时需要滴两种及以上的眼药水，滴完一种眼药水后，可以间隔5~10分钟再滴另一种眼药水；如果是同时使用眼药水和眼药膏，可以先滴眼药水，再用眼药膏。药膏停留时间长，使用后可能暂时出现雾视现象，所以一般在睡觉前使用。

不要共用眼药，以免交叉感染。

I-II

♡

皮肤越黑越容易晒黑

皮肤越黑越容易晒黑，皮肤越白越容易晒红。

简单点可以这么理解：肤色越黑的人，他本身黑色素的生成能力就相对更强，并且超过了黑色素代谢的速度，所以皮肤越黑的人在日晒后就越容易变黑。

防止晒黑或晒伤的常用方法是防晒，包括物理防晒、化学防晒和生物防晒等。

物理防晒主要借助太阳伞、防晒衣，以及防晒剂，像氧化锌、二氧化钛等。

化学防晒主要还是涂防晒霜，作为外用制剂，防晒霜含有能反射或吸收UV（紫外线）波长范围内辐射的滤光剂，我们常说的有机型防晒霜和无机型防晒霜也主要是针对滤光剂的类型来划分的。目前整体而言，无机型防晒霜更加稳定，刺激性、致敏性更低，安全性相对更高。

生物防晒主要是补充β-胡萝卜素、维生素C和烟酰胺等，它们主要是通过抗氧化成分增强我们皮肤的抗晒能力。

另外，在选择防晒霜时，一定要学会看SPF和PA这两项最常用的防晒系数。

1. SPF

全称为Sun Protection Factor，中文名是日光防护系数，作为防止皮肤被"晒红"的指标，主要代表防护UVB（中波红斑效应紫外线）的能力。

2. PA

全称为Protection Factor of UVA，中文名是UVA防晒系数，作为防止皮肤被"晒黑"的指标，主要代表防护UVA（长波黑斑效应紫外线）的效果。

SPF系数后面跟着的主要是数值，比如10、30、50；PA系数后面则用"+"的多少体现系数的高低。

首先我们以SPF30为例，这个30代表涂抹了该防晒产品后，照射到皮肤表面的紫外线只有1/30能被皮肤吸收。所以如果一个人在没有进行皮肤防护的情况下，中午接受15分钟

户外运动时各种防晒方式都不能少

日晒后，皮肤会发红，那么在涂抹该产品后，需要450分钟（15×30）皮肤才会发红。当然这是理想状态下的结果，毕竟现实中还会有皮肤出汗等干扰因素存在。

PA后面跟的"+"号则是指延长被晒黑的时间倍数，简单地说，PA+表示使用该防晒产品后可延长皮肤晒黑时间2~4倍；PA++表示延长晒黑时间4~8倍；PA+++，表示延长晒黑时间8~16倍；当延长晒黑时间16倍以上时，就是PA++++。

这里要说一个关于防晒常见的误区：防晒指数是不是越高越好？

当然不是！防晒指数越高意味着我们皮肤的负担就越重，特别是对于皮肤有损伤或敏感的人群。所以要根据自己的需求，选择合适的防晒霜。[1]

1.如果阴天在户外或在室内不靠窗的位置，使用SPF15、PA++的防晒霜即可。

2.如果在办公室或通勤路上，使用SPF30、PA++的防晒霜就足够了，5小时左右补涂一次。

3.如果长时间待在户外活动或工作，建议选择SPF50或PA++++的防晒霜，2小时左右再补涂一次。

关于防晒霜的选择及使用总结：

1.SPF防晒红，PA防晒黑；

2.防晒指数不是越高越好，需要根据环境和皮肤状况进行选择；

3.儿童、孕妇和敏感肌人群尽量选择物理防晒；

4.提前15~30分钟涂抹便于形成保护膜；

5.涂抹务必足量，一般是一分硬币大小的量就够了；

6.必要时，间隔2小时再次涂抹，避免出汗等因素导致防晒霜保护膜的受损，影响防晒效果。

参考文献：

[1] 侯素珍.夏季防晒及防晒霜的使用[J].日用化学品科学,2012(8):43-47,50.

I-I2

警惕致命的热射病

    每个夏季都是急诊科收治中暑患者的高峰期，中暑患者轻则晒伤、热痉挛，重则患上热射病，甚至因此死亡。热射病是最严重的一种中暑类型，如果无法得到及时且有效的救治，病死率可以高达60%以上。

    大家都知道，人类属于恒温动物，这是因为我们本身有良好的体温调节系统。但导致热射病的原因是，极端的高温环境直接击碎了我们机体的体温调节系统，产热大于散热。

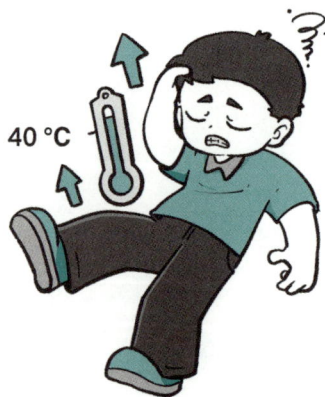

中暑后可能体温升高并伴有意识障碍

这时候如果再叠加一个buff（游戏名词，意为有益于玩家的增益效果）——湿度高，汗液蒸发散热的速度就会显著降低。在湿度达到75%的环境中，我们就别想再通过汗液蒸发进行散热了。[1]失去体温调节能力后，我们的核心体温会迅速上升，超过40 ℃，并且出现意识障碍，比如谵妄、惊厥甚至昏迷。

从年龄上来说，老年人和儿童是最容易中暑的高危人群。

从职业上来说，户外作业的工作人员，比如环卫工人、警察、消防队员、运动员、建筑工人等也是容易中暑的高危人群。

一定要记住，在热射病救治原则里，"降温"是第一位的!

按照《公众高温中暑预防与紧急处理指南》（2014版）[2]的建议，应:

1.就近将患者转移到背阴等阴凉处;

中暑高危人群

2.不论使用何种方法，迅速给患者降温；

3.监测患者体温，坚持努力帮助患者将体温降到38 ℃；

4.拨打120、110等电话，积极寻求帮助；

5.不要给患者喝水；

6.尽快得到专业医疗救助。

注意指南上使用了"不论使用何种方法"，这种措辞在官方用语中是非常罕见的，这也进一步说明了对于热射病的救治中"降温"的重要性。在《热射病急诊诊断与治疗专家共识（2021版）》[3]中，对于院外救治的原则，推荐的是先降温后转运，护送途中持续降温，所以"降温"是救治的核心。

降温的方法包括采用浴缸凉水浴，或者将凉水洒在患者身上，用凉毛巾擦拭身体，用湿毛巾冷敷患者头部、腋下及大腿根等部位。

在抢救患者的同时，拨打120寻求帮助，但不要因为等待120而停止了对患者的降温。

虽然指南中提到热射病的表现之一是"口腔体温大于39.5 ℃"，但我不建议往患者口腔内放入任何东西，包括温度计，热射病患者很可能有意识障碍和肌肉抽搐，所以口腔内放入东西，很有可能被患者不自主地咬碎，造成窒息。

此外，也不要给患者喂水，这时喂水很可能造成误吸（饮食进入气管导致窒息或吸入性肺炎）。

鉴于热射病极高的死亡率，知道如何预防中暑就非常有必要了。

1.多喝水，无论运动量大小，都建议不要等到口渴的时候再喝水。少量多次，也可以适当喝一些运动饮料。[2]

2.尽量减少在阳光下暴晒或在高温、高湿的环境下活动，如果避免不了，也要做好遮阳、通风等措施，合理使用空调。

3.注意饮食和休息，饮食尽量清淡，高油高脂等难消化的食物会给身体带来额外的负担；同时保证充足的睡眠，避免过度劳累。

参考文献：

[1]BROSS M H, NASH JR B T, CARLTON JR F B. Heat emergencies[J].Am Fam Physician,1994,50(2):389-396.

[2]中国疾病预防控制中心.公众高温中暑预防与紧急处理指南(2014版)[J].中国实用乡村医生杂志,2015,22(11):1-3.

[3]全军热射病防治专家组,热射病急诊诊断与治疗专家共识组.热射病急诊诊断与治疗专家共识(2021版)[J]. 中华急诊医学杂志,2021,30(11):1290-1299.

I-I3

肺炎支原体阳性，一定会得肺炎吗？

世界卫生组织（WHO）在2013年公布了全球十大致死性疾病，肺炎就位列其中。肺炎支原体肺炎约占社区获得性肺炎的10%~30%，最常发生于儿童和青少年中间。[1]秋冬季为肺炎支原体感染高峰期，部分人为无症状感染，而在出现症状的患者中，比较常见的症状是发热和咳嗽，而且咳嗽通常为干咳，可能持续数周至数月。

有研究显示，确诊肺炎支原体肺炎的患儿中，常见症状和体征如下[2]：

· 发热（86%~96%）；

· 咳嗽（85%~96%）；

· 乏力（78%）；

· 呼吸困难（67%）；

· 头痛（11%~48%）；

· 咽痛（12%~47%）；

· 听诊异常（75%）；

· 肺外表现（26%）。

虽然大部分的轻症患者都不需要住院，甚至不需要静脉用药，买口服药回去吃就可以，但不建议自己擅自使用抗生素，一是为了避免滥用药物导致耐药，二是可避免用错药物，用错药物不仅无效，甚至会带来风险。比如青霉素、头孢菌素，这两种常见的抗生素实际上都属于β-内酰胺类抗生素，对肺炎支原体是无效的。

为什么我要说这两种常见的抗菌药对肺炎支原体无效？

这类抗生素作用机制相似，都可以阻碍病原菌细胞壁的合成。它们通过让细胞壁出现缺失，从而使得菌体裂解，发挥抗菌作用。简单来说，如果把细菌理解为一个装了水的木桶，那么细胞壁就是木桶周围的一圈木板，青霉素和头孢的作用就是不让木板合成，如此水自然会流出，细菌就裂解了。这

发热　　　　咳嗽

头痛　　　　咽痛

感染肺支的典型症状

个作用机制是很不错的，但遗憾的是，肺炎支原体并不是细菌，没有细胞壁。这种特征也让以这种机制发挥作用的药物在它身上失灵了。

目前公认对肺炎支原体有效的抗生素，只有三大类：

1.大环内酯类常用药：阿奇霉素、克拉霉素、红霉素；

2.四环素类常用药：现在多用新型四环素，比如多西环素、米诺环素；

3.喹诺酮类常用药：左氧氟沙星、莫西沙星。

当然这三类药物也都各自有着一些问题。[3]

最经典也最优先考虑的是大环内酯类药物，但其存在严重的耐药问题。在法国、意大利、以色列和美国，以及亚洲部分国家和地区，均有肺炎支原体对大环内酯类耐药的报道。[2]目前，国内大环内酯类抗菌药物耐药的肺炎支原体感染比较普遍，可能是导致难治性肺炎支原体肺炎和重症肺炎支原体肺炎发生的主要原因之一。

四环素类抗生素存在的问题是牙齿着色。UpToDate称多西环素"不太可能引起幼儿牙齿永久性变色"[2]。《儿童肺炎支原体肺炎诊疗指南（2023年版）》中也指出，多西环素安全性较高，规范使用的情况尚无持久牙齿黄染的报道。但依然建议只用于8岁以上儿童，8岁以下使用属于超说明书用药，需要慎重，且需取得家长知情同意。[3]

喹诺酮的问题是存在幼年动物软骨损伤和人类肌腱断裂的风险，18岁以下的使用均属于超说明书用药，且不作为一线用药，往往作为无法选择其他安全有效药物时的替代用药。

只要感染肺炎支原体就有症状吗？并不是，中高热（38 ℃以上）加上刺激性干咳，确实是支原体肺炎的典型症状，但许多人包括成年人和儿童在感染后其实是无症状的。值得注意的是，无症状携带时是有可能造成进一步传播的。

"肺炎支原体感染"是否等于"肺炎支原体肺炎"？这是两个不同的概念，简单来说，感染肺炎支原体后可能出现肺炎，也可能不会出现肺炎，并不是只要出现发热、咳嗽等症状就一定是肺炎。

需要格外注意的是，如果自己或者家人疑似出现了肺炎支原体肺炎，建议尽早到医院就诊。最佳治疗的窗口期是发热后5~10天，如果病程超过14天还在持续发热，无好转，容易留下后遗症，比如闭塞性细支气管炎、闭塞性支气管炎、支气管扩张等。[3]

参考文献：

[1] 朱祥.肺炎支原体感染的研究进展[J].实用心脑肺血管病杂志,2020,28(2):107-112.

[2] GORDON O, OSTER Y, MICHAEL-GAYEGO A, et al. The clinical presentation of pediatric mycoplasma pnevmoniae infections-A single center cohort[J].pediatr infect dis,2019,38(7):698-705.

[3] 中华人民共和国国家卫生健康委员会.儿童肺炎支原体肺炎诊疗指南(2023年版)[J].中国合理用药探索,2023,3:16-24.

I-14

在中国高发的五大癌症，如何
预防？

国家癌症中心发布的《2022年中国癌症发病率和死亡率》数据显示，我国恶性肿瘤新发病例约为482.47万，男性的发病率高于女性。所有癌症的发病率在35岁之前相对较低，从35~39岁年龄组（125.24/10万）开始显著增加，在80~84岁年龄组达到高峰（1461.63/10万）。其中，发病率最高的五大癌症分别是肺癌、结直肠癌、甲状腺癌、肝癌和胃癌，占癌症新发病例的57.42%。[1]

数据还显示，我国约有45%的癌症是可以通过改变不良的生活方式、早期的癌症筛查等方式避免的。[2]那么排名前五的癌症在早期有什么症状值得关注？我们又如何做到早预防早发现呢？

肺癌

[早期症状]

大多数患者早期无明显症状，需要留意咳嗽、咯血以及呼吸困难等症状。

[高危人群]

1.吸烟量≥20包/年的人；

2.有二手烟或环境油烟吸入史的人；

3.有职业致癌物质暴露史的：长期接触氡、砷、铍、铬、镉、石棉等高致癌物质的人；

4.曾患过其他恶性肿瘤或有直系亲属患过肺癌的人；

5.有慢性肺部疾病，如慢性阻塞性肺疾病、肺纤维化和肺结核等的人。

[早期筛查]

推荐肺癌筛查的起始年龄为45岁，使用胸部低剂量螺旋CT（LDCT），建议每年1次。[3]

[如何预防]

1. 戒烟或减少吸烟量；

2. 远离危险因素；

3. 做菜开抽油烟机。

结直肠癌[4]

[早期症状]

大多数早期结直肠癌患者没有明显症状，需要警惕的症状包括：排便习惯改变、拉黑便、便血、腹部出现肿块、消瘦等。

[高危人群]

1.男性；

2.家族中有亲属患结直肠癌者；

3.炎症性肠病患者；

4.吸烟者；

5.偏爱高糖高脂饮食者；

6.超重或肥胖者；

7.2型糖尿病患者。

[早期筛查]

推荐50岁及以上的普通民众先在家用结直肠癌风险评分问卷自测。[5]风险评分见表1。推荐高危患者（3～6分）进行结肠镜检查，低危患者（0～2分）进行粪便隐血筛查。

表1 预测结直肠癌风险评分

危险因素	标准	分值
年龄（岁）	50～55	0
	56～70	1
性别	女性	0
	男性	1
家族史	一级亲属无结肠癌	0
	一级亲属有结肠癌	1
吸烟	无吸烟史	0
	有吸烟史（包括戒烟者）	1
体质指数（BMI）	<25	0
	>25（肥胖）	1
糖尿病	无	0
	有	1

[如何预防]

1.加强体育锻炼，控制体重；

2.饮食中增加水果和蔬菜的摄入，避免高糖高脂饮食；

3.戒烟。

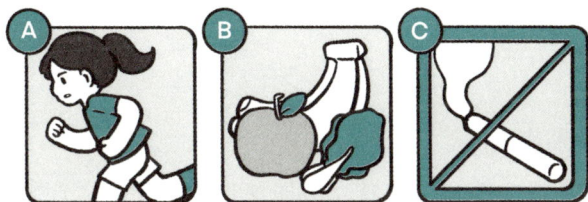

结直肠癌的预防方式

甲状腺癌

[早期症状]

大多数患者早期临床症状不明显。如果是颈部甲状腺有不规则肿块，出现呼吸和吞咽困难，需要警惕。

[高危人群]

1.有童年期头颈部放射线照射史或放射性尘埃接触史者；

2.接受过全身放疗治疗者；

3.有甲状腺癌、家族性多发性息肉病、某些甲状腺癌综合征既往史或家族史者。

[早期筛查]

不推荐对一般人群进行甲状腺肿瘤的筛查。如果属于甲状腺癌的高危人群，需要尽早进行筛查。[6]

[如何预防]

1.避免头颈部放射线照射和接触放射性尘埃；

2.合理饮食，加强运动，保持适量的碘摄入；

3.保持良好的心理状态，合理宣泄不良情绪；

4.高危人群要加强监测。[7]

肝癌[8]

[早期症状]

早期没有明显的症状，可能出现的症状包括食欲减退、消瘦乏力、上腹部疼痛、腹胀、黄疸。

[高危人群]

年龄超过40岁的男性，且符合以下任一条件的为肝癌高危人群：

1.乙型肝炎病毒和（或）丙型肝炎病毒感染，过度饮酒，具有非酒精性脂肪性肝炎、其他原因引起的肝硬化；

2.具有肝癌家族史。

[早期筛查]

建议高危人群进行肝脏超声检查和血清甲胎蛋白检测，至少每隔6个月进行1次检查。

[如何预防]

1.预防性接种乙肝疫苗；

2.戒烟限酒；

3.避免黄曲霉素暴露，不吃发霉的食物，如发霉的玉米、花生；

4.慢性肝病人群积极接受治疗和筛查。

胃癌[9]

[早期症状]

大多数患者早期无明显症状，部分有轻度恶心、食欲不振、消化不良和胃部灼热感等症状；进展期常见症状包括便血、呕吐、体重减轻和上腹部疼痛等。

[高危人群]

年龄超过40岁，且符合以下任一条件的为胃癌高危人群：

1.胃癌高发地区人群；

2.幽门螺杆菌感染者；

3.既往患有慢性萎缩性胃炎、胃溃疡、胃息肉、手术后残胃、肥厚性胃炎、恶性贫血等胃癌前病变；

4.胃癌患者一级亲属；

5.存在胃癌其他高危因素（偏爱高盐、腌制、熏制饮食，吸烟、重度饮酒等）。

[早期筛查]

建议高危人群进行内镜筛查。

[如何预防]

1.幽门螺杆菌感染者及时治疗；

2.重视慢性萎缩性胃炎、胃溃疡、胃息肉、手术后残胃、肥厚性胃炎、恶性贫血等胃癌前病变，及时治疗，定期复查；

　3.戒烟限酒；

　4.减少食盐的摄入，少吃腌制、熏制食物。

参考文献:

[1] HAN B L,ZHENG R S,ZENG H M,et al.Cancer incidence and mortality in China,2022[J].Journal of the National Cancer Center,2024,4(1):47-53.

[2] CHEN W Q,XIA C F,ZHENG R S,et al. Disparities by province,age,and sex in site-specific cancer burden attributable to 23 potentially modifiable risk factors in China:a comparative risk assessment[J]. Lancet Global Health, 2019,7(2):e257-e269.

[3] 中华医学会肿瘤学分会,中华医学会杂志社. 中华医学会肺癌临床诊疗指南(2022版)[R/OL]. (2022-06-23).https://rs.yiigle.com/cmaid/1388149.

[4] 中华医学会消化内镜学分会,中国抗癌协会肿瘤内镜学专业委员会. 中国早期结直肠癌筛查及内镜诊治指南(2014年,北京) [J] . 胃肠病学,2015,20 (6):345-365.

[5] YEOH K-G,HO K-Y,CHIU H-M,et al. The Asia-Pacific Colorectal Screening score:a validated tool that stratifies risk for colorectal advanced neoplasia in asymptomatic Asian subjects[J].Gut,2011,60(9):1236–1241.

[6] 中华人民共和国国家卫生健康委员会.甲状腺癌诊疗规范(2018年版)[J/OL].中华普通外科学文献(电子版),2019,13(1):1-15.[2024-07-01].https://zhptwkxwx.cma-cmc.com.cn/CN/10.3877/cma.j.issn.1674-0793.2019.01.001.

[7] 吴华杰,张楠,李磊,等.甲状腺癌发病的危险因素及预防策略研究进展[J].昆明医科大学学报,2022,43(5):162-167.

[8] 国家卫生健康委办公厅. 原发性肝癌诊疗指南(2022年版)[J]. 临床肝胆病杂志,2022,38(2):288-303.

[9] 中华医学会肿瘤学分会,中华医学会杂志社. 中华医学会胃癌临床诊疗指南(2021版)[J]. 中华医学杂志,2022,102(16):1169-1189.

第二章

你的不良饮食习惯
有多致命

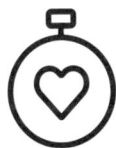

2-I

因为这个饮食习惯，他们成了 "割脸人"

生活中，有这样一群人，他们因为喜欢长期咀嚼一种叫"槟榔"的食物，最终患上口腔癌，甚至不得不进行手术，成为"割脸人"。

《槟榔王国中的"割脸人"》一文中这样描述道："他们被割掉舌头，他们被切去牙床，狰狞的手术伤疤撕裂了他们的脸庞，癌变的噩耗宣布着他们的死亡……他们曾经都是槟榔的痴迷者，是那颗黑色的果子，将他们带入了病魔的深渊。"

前些年，很多小店都在门口或者收银区域等显眼位置摆放着一袋袋的槟榔，甚至在一些电梯里，或者商业广场上的巨型广告牌上，也可以看见堂而皇之的槟榔广告，比如"槟榔在口，精神抖擞""槟榔加烟，法力无边""槟榔泡酒，永垂不朽"！

根据国际癌症研究机构（IARC）的评估，全球有10%~20%的人有咀嚼槟榔的习惯，槟榔成为仅次于烟、酒和咖啡的世界排名第四的成瘾性消费品！2017年，在国家食品药品监督管理总局转载发布的《世界卫生组织国际癌症研究机构致癌物清单》中，槟榔已经被列入了"黑名单"，无论是槟榔鲜果还是加工后的槟榔嚼块均为1类致癌物！[1]

　　长期食用槟榔最常见的危害之一就是导致"口腔癌"。我们同事之间交流，常说的就是"10 个口腔癌，9 个嚼槟榔"。一方面，在嚼槟榔的过程中，槟榔壳的粗纤维会不断磨损我们的口腔黏膜，导致黏膜破溃。长此以往，口腔黏膜就会发生纤维性病变，进一步导致口腔癌。另一方面，槟榔的主要活性成分像槟榔碱、槟榔鞣质等，对细胞有毒害作用，可以导致细胞癌变。你知道吗？同时有吸烟、饮酒、咀嚼槟榔习惯者口腔癌的发病风险是没有这三种嗜好者的123倍。[2]

　　槟榔的危害并不只是诱发口腔癌。

　　长期嚼槟榔的人，牙齿不仅会慢慢发黑，也会越来越稀疏。这是因为频繁的咀嚼动作会磨损牙齿表面，导致牙釉质缺失，牙齿变红变黑，甚至提前脱落。此外，咀嚼槟榔后伴随唾液的吞咽，槟榔可能致癌的部位也不仅限于口腔，还会影响到食管、胃，甚至是肠道。

　　大家知道，湖南地区一直是槟榔消费的大省。截至2016年，湖南省与咀嚼槟榔相关的口腔癌病例约有2.5万，预计到2030年，湖南省槟榔相关口腔癌患者人数将超过30万。[3]可见，槟榔相关口腔癌患者的人数正在猛增！

　　患口腔癌后，早期的症状并不容易被发现，可能只是表现为口腔黏膜出现溃疡或者小的硬结。伴随着病情的恶化，溃疡会逐渐加重，甚至长时间难以愈合，口腔内硬结慢慢长大形成肿块，一部分人还会出现多颗牙齿松动、颌面部麻木、张口困难等症状。

相比其他部位的癌症，口腔癌更容易发生转移，治疗费用高，治疗效果比较差，目前只有60%的口腔癌患者能活到5年以上。有的人因为口腔癌失去了语言能力，有的人因为口腔癌割去半边脸成了"割脸人"，有的人甚至因此生命进入了倒计时。

希望每个人都能珍惜生命，远离槟榔。

如果已经嚼槟榔成瘾了，要怎么戒掉呢?

1.充分了解长期嚼槟榔的危害：影响外貌，引起牙齿损伤、牙周疾病，诱发口腔癌，这些不良后果都会严重影响生活质量。

2.替代法：很多人在戒掉嚼槟榔这个习惯的时候，嘴里总是忍不住想嚼点东西。可以选择口香糖、薄荷糖这样不会上瘾的东西作为替代品。

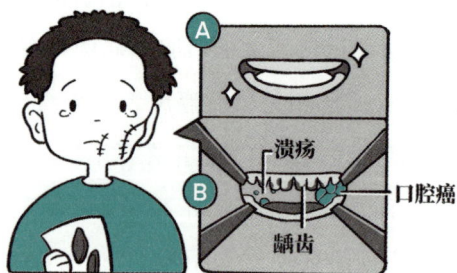

长期嚼槟榔口腔内部发生的变化

3.循序渐进：跟戒烟一样，戒槟榔也需要强大的恒心和意志力。大家可以制订一个戒槟榔的计划，循序渐进，逐次减量，这样更容易坚持下去。

参考文献：

[1]中国食品药品检定研究院安全评价研究所.世界卫生组织国际癌症研究机构致癌物清单[S/OL].(2017-10-30).https://www.nmpa.gov.cn/xxgk/mtbd/20171030163101383.html?type=pc&m=.

[2]邓明辉,吴汉江.875例口腔黏膜鳞癌患者吸烟、饮酒、咀嚼槟榔情况的回顾性分析[J].口腔医学,2010,30(10):621-624.

[3] HU Y J, CHEN J, ZHONG W S, et al. Trend Analysis of Betel Nut-associated Oral Cancer and Health Burden in China[J]. Chin J Dent Res, 2017,20(2):69-78.

2-2
"趁热吃"一定是对的吗？

相信很多人都经常能听到长辈说"饭要趁热吃，水要趁热喝"，还有很多长期保持高温饮食习惯的人特别享受"嘴里很烫，胃里暖暖"的感觉，甚至一些老一辈的人会认为，喝滚烫的开水可以给胃肠高温消消毒、杀杀菌。

新鲜出炉的灌汤包，刚从火锅里捞出来的肉丸，才出锅的饺子……有的人觉得虽然有点烫嘴，但吞下去就不烫了。这是因为，相比于嘴巴，食管对温度并不那么敏感，即使被烫到了，也没太大的感觉。但其实，每一口烫嘴的食物，都会对食管造成伤害。

大家要知道的是，除了遗传、饮酒、吃腌制食品外，热饮热食，也是增加食管癌风险的因素之一。在2016年，国际癌症研究机构明确将"65℃以上的热饮"列入了2A类致癌物，[1]与无机铅化合物属于一个级别。

食管位于我们咽与胃之间，是食物进入口腔后，通往胃肠道的必经之路，食管的表面覆盖着一层非常脆弱的黏膜层，65℃以上的热饮就足以对我们的食管黏膜造成灼伤。[2-3]

偶尔一两次不小心误食高温食物，我们的黏膜细胞还可以缝缝补补自我修复一下，但如果长期保持吃过烫食物的习惯，我们的修复能力就难以抵御这样的伤害了，长此以往，甚至会引发癌症，比如食管癌。

根据世界卫生组织的统计数据，我国食管癌新发和死亡患者的人数约占全球的55％，位居世界第一，这一定程度上与我们爱吃热食有关。[4]在我国，每 2 分钟就有1个人被确诊为食管癌，每 3 分钟就有1个人因为食管癌而死亡。

食管癌的地域分布也很有特点，呈现由华南向华东、由东北向华中增加的趋势。这可能与南方的生滚粥、功夫茶以及北方的腌渍食物有关。

拒绝盲目"趁热吃"，不代表就要吃冷的食物或者喝冷水，而是拒绝对我们健康有害的吃过烫饮食的习惯，我们比较适宜的进食温度为10~40℃。

长期吃高温食物容易诱发食管癌

生活中有个容易"烫嘴"的场合，那就是吃火锅！都说毛肚在"七上八下"之后味道最佳，哪还能等上个几分钟？但事实上，像毛肚、肉卷、牛丸、豆腐这些食物刚从沸腾的锅里捞出来的时候，表面温度都超过了90℃，中心的温度则更高。怎么才能做到"好吃又不烫嘴"呢？这里分享几个我常用的小技巧！

技巧一：先吃像蔬菜、毛肚这样薄且容易凉的食物，同时借助蘸料降温。

技巧二：像丸子、包子这样"外冷内热"的食物，可以分成小份吃，辅助散热。

技巧三：像粥这一类的可以放在最后吃，中间还可以时不时搅拌一下。

如果平时跟父母一起生活，他们可能出于关心，担心我们吃到凉的食物，所以总是让我们"趁热吃"，但其实科学来

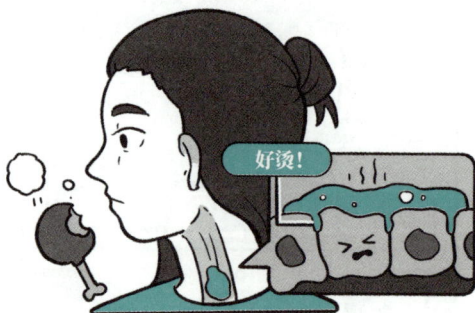

过烫的食物容易造成食管黏膜损伤

讲，我们需要耐心地等一等：

1.饭菜刚刚出锅，我们不妨等上5~10分钟，热气稍稍散开再下口。

2.开水刚刚倒出来晾15分钟以上再喝，等温度降到65℃以下。

3.刚煮好的稀饭温度超过90℃，放置5~10分钟，用嘴抿一抿，觉得不烫口再吃。

4.像灌汤包、饺子、肉丸这样中心"有料"的食物，即使外面凉了，里面可能还是滚烫的。

5.切忌狼吞虎咽，进食快的人食管发病风险明显高于进食慢的人。

老一辈的观点也许一时很难改变，但耐心地给他们传播健康知识，也是我们的一种关爱。

参考文献：

[1]LOOMIS D, GUYTON K Z, GROSSE Y, et al. Carcinogenicity of drinking coffee, mate, and very hot beverages[J]. Lancet Oncology, 2016, 17(7): 877-878.

[2]皮昕.口腔解剖生理学[M].4版.北京:人民卫生出版社,2001:153.

[3]陈万青, 郑荣寿, 曾红梅, 等. 2011年中国恶性肿瘤发病和死亡分析[J]. 中国肿瘤, 2015, 24(1):1-10.

[4]CHEN W Q, ZHENG R S, ZENG H M, et al. The incidence and mortality of major cancers in China, 2012[J]. Chinese Journal of Cancer, 2016,35:73.

2-3
坏掉的水果切掉一部分就能吃了吗？

我们有时候水果买多了，放置时间一长，部分水果就可能发霉，这时候不少人会把发霉的地方给切掉，然后吃剩余部分。

这样的行为，其实是不建议的。

勤俭持家的老一辈人可能会对此发出灵魂拷问："就烂了一小块，为什么其他地方不能吃，你们年轻人真浪费！"

我们在日常生活中判断一个水果是否发霉，往往是通过肉眼看看颜色变了没有，有没有哪里烂了，有没有长毛？但水果肉眼可见坏了的地方，比如长毛的部分，往往是霉菌菌丝已经完全发展成型的部分，在它的周围很可能已经存在大量蓄势待发的霉菌，这些霉菌由于没有发展成型，暂时难以通过肉眼看见，但吃了依然可能中毒！

霉菌属于真菌的一种，它在生长的过程中会不断产生毒素，我们将其称为真菌毒素，在食用发霉的水果后，我们的身体为了尽快排除这些真菌毒素，就会出现腹痛、腹泻、恶心、呕吐等症状，也就是我们平时说的"吃坏肚子"了，但真菌毒素的厉害之处可不仅限于此，它经过肠道吸收之后还会进入血液，然后向全身扩散，严重时可引起肝肾功能的损伤、多器官功能的衰竭，长期慢性摄入含有霉菌的食物还可能导致癌症。

真菌霉素的种类非常多，比如展青霉素，就是水果中最常见的一种真菌毒素，它的耐热性非常强，即使经过高温蒸煮也很难破坏它的毒性。它能渗透到发霉部位周围2厘米左右的看似新鲜的果肉里面，食用之后会影响免疫力和生育，它还具有致畸性和致癌性。[1]像发霉的苹果、梨子、番茄和苹果汁里面都含有大量的展青霉素，一定要小心！

还有其他的一些真菌毒素，像赭曲霉毒素常见于发霉的葡萄、葡萄制品及柠檬中，对肾脏和肝脏有很强的毒性。我们在变质的甘蔗中曾发现一种叫3-硝基丙酸的毒素，会严重损伤食用者的中枢神经系统，而且目前临床上对这种毒素导致的中毒还没有特效疗法。[2]大家最熟悉的应该是属于1级致癌毒素的黄曲霉素，除了我们常说的变质的花生、玉米和乳制

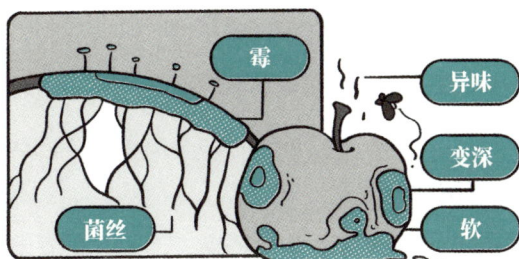

发霉的苹果细节图

品，在霉变的葡萄干等果干类食品里面也能发现它。

于是有人说，那我在切掉发霉区域的同时，再多切一点周围的部分，行不行？

这个方法确实可以多切除一部分可能存在霉菌的部分，但由于不同水果含水量、含糖量、霉变程度等不同，我们普通人无法判断霉菌侵袭的区域有多广，从而也无法确定切掉多少合适。

所以，无论是单纯切掉霉变区域，还是凭着感觉多切一点，健康隐患依然存在，从健康角度来说，已经发霉的水果，最安全的处理方法就是丢掉。

如何避免食物发霉呢？

1.高含糖量、高水分的水果不要一次买太多。像橘子、西瓜、水蜜桃这样含糖量高，水分又充足的水果，是最容易发霉腐败的。形成菌落后，真菌孢子就会迅速四散开来。想必不少人都干过类似的事情：买了一袋橘子回家，结果收起来不小心忘记了，等想起来的时候拿出来一看，发现其中一个橘子坏得特别严重，连带着周围的橘子也遭了殃。

2.最好用干燥的袋子包裹水果后冷藏储存，同时要在包裹袋上扎一些小孔。这样方便通气，防止蒸发的水分在包裹袋上积累，滋生霉菌和细菌。

3.一些热带水果，像香蕉、芒果，不适合低温储存，应在常温下放置，尽快食用。

如果发现水果已经腐败，最好直接丢弃，不要再食用了，毕竟一旦吃出问题，带来的危害和损失，可能远远大于节省下的买水果的费用。

参考文献：

[1]聂继云.果品及其制品展青霉素污染的发生、防控与检测[J].中国农业科学,2017,50(18):3591-3607.

[2]郭静,麻栋策,黄丽杰,等.内生真菌源3-硝基丙酸的分离鉴定及其抗菌作用的研究[J].四川大学学报(自然科学版),2015,52(2):429-434.

2-4

⏱ **如何使用冰箱才能让食物更安全？**

要说把还热着的饭菜放到冰箱里，那应该算是一个"妈见打"的行为了！但等饭菜凉了再放进冰箱储存，也是我们在使用冰箱保存食物时最常遇到的误区。

其实，我们日常的食物（尤其是饭菜）上都是有细菌的，并且在室温下，食物中可能引起疾病的细菌数量每20分钟就会增加1倍。[1]温度对食物中细菌繁殖速度的影响非常大，在温度超过60℃时，大多数细菌都是无法存活的；而当温度低于4℃的时候，绝大多数细菌的增殖会明显变慢。因此，4~60℃是食物的"危险温度区"，大多数细菌会在这个温度范围内迅速生长繁殖。

多数细菌（嗜热细菌除外，占少数）适宜生长的温度为33～37℃，如果在室温环境下等待饭菜慢悠悠地自然凉下来，这个过程其实就是在给细菌更多滋生繁殖的机会，特别是夏天，室温较高的情况下，饭菜更容易腐败。

所以，正确的做法是，无须等待饭菜彻底凉了再放进冰箱，只要你现在需要储存饭菜，就可以立刻放进去。因为低温

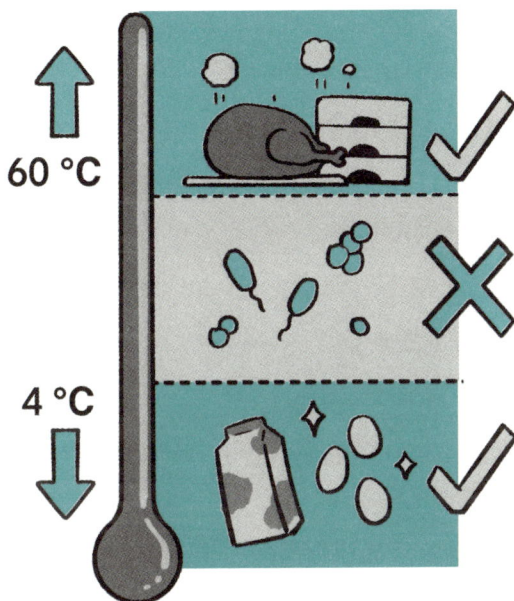

鸡腿等食物应充分加热后食用，鸡蛋、鲜奶等应在4℃以下低温冷藏保存

更有利于延缓细菌的生长，只有快速将饭菜降温，才能更好地保持饭菜的卫生。

有人会有这样的疑问："热菜放冰箱，冰箱会不会坏？用电量会不会很高呢？"

首先，冰箱并没有那么脆弱。虽然趁热放进冰箱的食物会让冷藏室的温度暂时升高，但是冰箱的温度传感器在感受到温度的变化之后，会启动降温程序，让冷藏室快速恢复低温的状态。

其次，冰箱内温度变化带来的电费支出，也并没有想象中那么多！当冰箱内的温度比设定温度高出2℃，1天下来增加的耗电量大约是0.04千瓦·时[2]。更何况，放进冰箱的饭菜也不会热一天。这么算下来，增加的电费都比不上你去医院的路费。

另外，对很多人来说，潜意识里都把冰箱当作了食物的保险箱。

菜烧多了放进去！

水果吃不完放进去！

牛奶放进去！

但放进冰箱就一定安全了吗？

冰箱的低温只能让细菌的生长速度放缓，并不能让其完全停止生长，更难以做到杀菌。

以放进冰箱的食物中最常见的嗜冷细菌之一——李斯特菌为例，这是一种需氧和兼性厌氧的革兰氏阳性杆菌，可在冷藏温度及较宽的pH值范围中生存和繁殖，大多数李斯特菌感染是经口随食物一起摄入，随后穿透肠道黏膜，引起全身性感染的。妊娠期（尤其是妊娠晚期）女性特别容易被李斯特菌感染，在目前报告的李斯特菌感染病例中占比高达1/3。

那么我们该如何更好地为冰箱里的食材保鲜呢？

1.需要储存的饭菜及时放入冰箱。

2.定期清洁冰箱，很多人可能一年到头清洁冰箱的次数屈指可数，这也给冰箱里的细菌提供了更多的繁殖机会。

3.有包装的食品尽量保证包装清洁干净，如此可以避免交叉感染；没有包装的食物放进去，尽量用保鲜膜或者带盖的盒子之类进行密封。

4.需要说明的是，食物放进冰箱不等于进了保险柜！放进冰箱的食物中亚硝酸盐的含量会在第4天或第5天开始剧增[3]，所以食物的冷藏时间最好不要超过3天。

另外，还有些食物是不适合放进冰箱的，例如：

1.西红柿、黄瓜等瓜茄类的蔬菜。这些蔬菜不适合在冰箱的低温中保存，否则容易冻伤。

2.土豆、红薯等根茎类的蔬菜。这些蔬菜的水分不易流失，放在干燥阴凉的地方保存就行。冰箱里湿度较高，反而会让土豆、红薯等发霉变软。

3.芒果、香蕉等热带水果。它们真的怕冷！放进冰箱不仅会让这些水果不易成熟，还会引起冻伤！

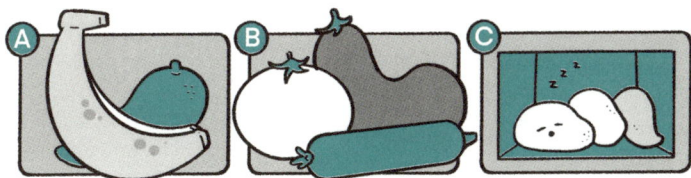

不适合放进冰箱的食物

参考文献：

[1]U.S. Food and Drug Administration.Refrigerator Thermometers-Cold Facts about Food Safety[R/OL].(2024-03-05).https://www.fda.gov/food/buy-store-serve-safe-food/refrigerator-thermometers-cold-facts-about-food-safety.

[2]刘君. 家用电冰箱能耗分析及测试系统设计[D].杭州:中国计量学院,2014.

[3]刘冰花,马旭攀,蒲小龙,等.处置方法对菜品中亚硝酸盐含量的影响[J].食品研究与开发,2014,35(12):5-8.

2-5

♡ 你吃的"益生菌"真的有效吗？

市面上宣称自己添加了益生菌的产品越来越多，关于益生菌的研究也如火如荼，但你知道什么是"益生菌"吗？什么样的益生菌才是真正有效的呢？

说到益生菌，就不得不先提肠道菌群。

其实我们人体携带的细菌种类非常多，数量巨大。每个人的自身菌群细胞数都超过100万亿，约为人体细胞总数的10倍。它们主要分布在人体与外界相通的腔道（比如肠道）中。近年来，科学界对于肠道菌群的关注度也非常高，2013年12月，《科学》（Science）杂志发表的十大科学突破中，肠道菌群与人体健康关系的研究就被列入其中。

人体肠道是一个多元化和充满活力的微生物生态系统，作为宿主的我们为微生物提供着栖息地和营养，而其中有益的微生物（益生菌）也在帮助我们进行代谢和营养吸收。[1]

肠道菌群与人体是相互依存的关系，根据肠道菌群对人体健康的影响，可以将其分为：有益菌、有害菌和中性菌。像双歧杆菌、乳酸杆菌等有益菌一般占据绝大多数，它们能够抑制有害菌的生长，合成维生素，促进吸收，增强免疫力；而一旦肠道菌群失调，像葡萄球菌等有害菌大量繁殖，原有平衡遭到破坏，则会产生大量有毒物质，带来腹泻、便秘、代谢紊乱等各类健康问题。[2]

由于现在生活节奏加快，饮食结构发生变化，一些人生活方式不健康，我们的肠道菌群很容易失调，进而带来各种健康问题。而随着肠道基因组学、代谢组学、蛋白组学的不断发展，现在很多研究都表明，在炎症性肠病（IBD）、肠易激综合征（IBS）、胃肠道癌症、肝硬化等疾病的发展中，肠道菌群都扮演着不可忽视的作用。

这也是为什么这些年来，益生菌得到越来越多关注的原因。

但可能很多人对益生菌的了解并不深入，只是听别人介绍某个东西里面有益生菌，觉得是好东西，就盲目购买了，实际上益生菌想要真正靠谱有效，是需要符合很多要求的。

联合国粮食及农业组织（FAO）和世界卫生组织对益生

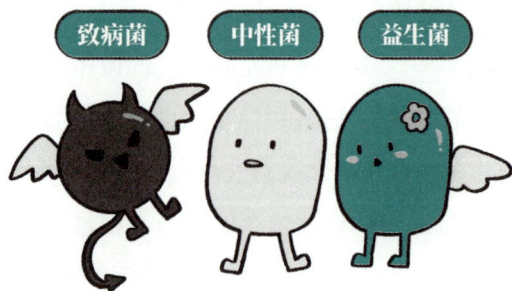

不同的肠道菌群

菌的定义是：益生菌是活的微生物，当摄入足够数量时，可对宿主的健康产生益处。

它们还提出了以下四个关键点（划重点：很重要）：

1.益生菌必须是活的。

我们知道，胃酸的正常pH值很低，只在1.5到2之间，它不仅可以分解食物，还可以杀死从口腔进入的细菌。因此益生菌要想活着到达肠道定植，需要接受的重要考验就来自胃酸。所以益生菌产品必须有相应技术保证其有足够数量的活菌通过胃酸，才能真正起到作用。

2.益生菌需要达到一定数量才能发挥作用。

这个就跟我们常提到的"剂量学说"是一个道理，抛开剂量谈作用都是耍流氓，所以在选择益生菌产品时不能只看它添加了益生菌没有，还需要了解它添加了多少益生菌。

3.需标明菌株，要有证据证明其有促进健康的作用。

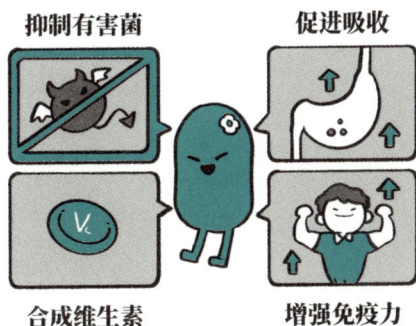

抑制有害菌　　促进吸收

合成维生素　　增强免疫力

益生菌的作用

益生菌本身是一个非常笼统的称呼。益生菌是按菌属、菌种、菌株三个层次进行划分的。益生菌的功效取决于"菌株"，每个菌株都有对应的菌株名。我们以大家熟知的双歧杆菌为例，它的各项信息如下：

菌属：双歧杆菌属；菌种：动物双歧杆菌；菌株：BB-12。

不同的菌株可以发挥的作用也是截然不同的，在挑选益生菌产品时，一定要看清楚，它添加的是哪些菌株，是不是能满足你的需求。

4.必须是安全的。

参考文献：

[1] ARON-WISNEWSKY J, WARMBRUNN M V, NIEUWDORP M, et al. Metabolism and Metabolic Disorders and the Microbiome: The Intestinal Microbiota Associated With Obesity, Lipid Metabolism, and Metabolic Health-Pathophysiology and Therapeutic Strategies[J]. Gastroenterology, 2021,160(2):573-599.

[2] WEISS G A, HENNET T. Mechanisms and consequences of intestinal dysbiosis[J]. Cell Mol Life Sci, 2017,74(16):2959-2977.

2-6

吃黑芝麻就一定能让头发变黑吗？

长白头发后，不少人的第一反应可能都是赶紧吃点黑芝麻补补。

很多人之所以对黑芝麻可以让头发变黑的传闻坚信不疑，大多还是源自对"以色补色"的信任，希望吃了大把的黑芝麻后，芝麻的"黑"能够转移到头发上，给头发也增添一抹黑色，但遗憾的是，"头发的黑"跟"芝麻的黑"根本不是一回事。

我们头发中的黑色素主要是由黑素细胞利用体内的酪氨酸转化生成的，然而黑芝麻中的黑色素主要是一些多酚类色素，两者从本质上来说就不是一种物质，所以吃再多的黑芝麻，芝麻里的黑色素也不能直接转化成头发上的黑色素。

那么，长白头发到底是什么原因呢？

1.自然衰老

长白头发的原因主要是毛囊的黑素细胞不能产生足够的黑色素，[1]就像是打印机没有了墨粉，也没办法人为更换墨粉盒。而衰老，就相当于把墨粉用完了，难以逆转，这就是生理性白发形成的原因。

2.来自爸妈的遗传

在生活中我们注意到，如果一个朋友长白头发的时间比较早，那么他的爸爸或者妈妈可能也是在比较年轻的时候就开始长白头发的。这是因为先天的基因会决定他们的黑素细胞可能更早"罢工"，不再产生黑色素。

3.疾病因素引起

像白化病、白癜风、甲亢、恶性贫血等疾病也会导致黑色素合成减少而出现白发。[2]另外，头发的营养健康程度也反映了身体的营养代谢情况，如果长期缺乏维生素B、锌和蛋白质等营养物质，也可能导致头发变白。[2]如果是长期偏食或者过度减肥，也要小心"少白头"找上门来哟!

4.精神状态不佳

"一夜白头"的传说想必大家都听说过。在极度焦虑的情况下，头发迅速变白的情况确实可能出现。哈佛大学的一项研究揭示了精神压力如何导致毛发变白。[3]压力会激活交感神

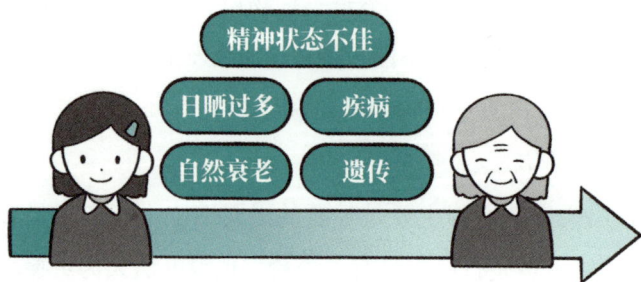

长白头发的原因

经，释放大量激素，导致所有的黑素干细胞都转化成黑素细胞，过早耗尽"存货"后，白头发就产生了。

5.日晒太多

有人想，既然皮肤能越晒越黑，那么头发是不是也可以越晒越黑呢？当然不是！

可以说，紫外线不仅对皮肤不友好，对头发也会产生不良影响。紫外线过量的照射不仅会损伤黑素细胞，还会引起毛囊的损伤，导致头发提前变白。[4]

既然知道了白头发产生的原因，那么有哪些方法可以缓解白头发的产生呢？

1.呵护毛发

平时可以对头皮进行按摩，促进头部血液循环；另外，

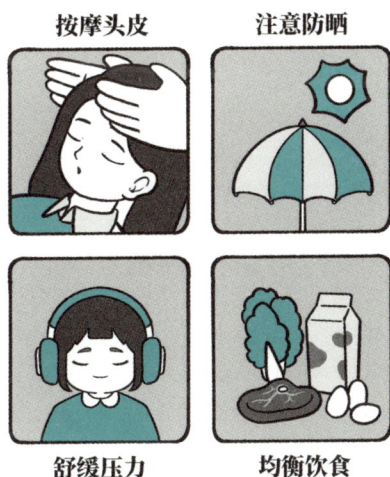

按摩头皮　　　注意防晒

舒缓压力　　　均衡饮食

如何缓解白头发的生长

头发也要注意防晒，夏天出门的时候戴个帽子或者打个伞，都是很好的防晒方式。

2.饮食均衡

别挑食，更不要节食！平时饮食中注意补充奶制品、肉类、坚果等富含优质蛋白质的营养物质，还有微量元素，特别是维生素B_{12}。

3.舒缓压力

有一句让人觉得很治愈的话："人生是用来体验的，不是用来演绎完美的。允许自己出错，允许自己偶尔断电，带着不完美，拼命绽放！"

偶尔躺平一下也没关系，慢慢在学习、工作和生活中找到自洽的方式。

4.特殊情况，及时就医

如果患有会让头发变白的疾病，像白化病、甲亢等，还是要及时到医院进行治疗。

参考文献：

[1]PANDHI D, KHANNA D. Premature graying of hair[J]. Indian J Dermatol Venereol Leprol, 2013,79(5):641-653.

[2]方红. 白发症与系统疾病[J]. 中国医学文摘(皮肤科学), 2016, 33(4):491-495.

[3]ZHANG B, MA S, RACHMIN I, et al. Hyperactivation of sympathetic nerves drives depletion of melanocyte stem cells[J]. Nature, 2020, 577: 676-681.

[4]KUMAR A B, SHAMIM H, NAGARAJU U. Premature graying of hair: review with updates[J]. Int J Trichology, 2018, 10(5):198-203.

2-7

刚过期的食品到底能不能吃?

不少人可能都产生过这样的疑问:刚过期的食品到底能不能吃?

毕竟在现实生活中,确实有一部分人,家里食品放过期了,一看才过期一两天,舍不得丢,吃完发现好像也没啥事;但也有不少人因为吃了过期的食品,上吐下泻,还被送到了医院。

在谈过期食品能不能吃之前,我们先说一说什么是保质期。

卫生部发布的《食品安全国家标准 预包装食品标签通则》(GB 7718—2011)对保质期的定义是:预包装食品在标签指明的贮存条件下,保持品质的期限。[1]简单来说,保质期实际上是商家给消费者的一种保证或者承诺。在保质期内,如果你打开包装发现食物已经变质、变味或者是吃坏肚子,就可以向商家索要赔偿。但如果食物超过了保质期再出现品质问题,商家就不用担责了。所以保质期不仅是对食品品质的保障,也是一种责任的体现。

但大家需要注意的是,食品的"品质"有两层含义:第一层含义是我们大家很好理解的"食品安全"，简单来说就是食品坏没坏，有没有出现微生物的大量繁殖，进而导致食品腐败，吃了会不会拉肚子或者生病；第二层含义是指食品的风味、口感、色泽等有无变化，如果在既定贮存条件下，出现了这些指标的变化，也属于品质出现了问题。

虽然很多商家设置保质期的时候会留一定余量，但过了保质期的食品，品质稳定性还是会出现不同程度的下降，微生物超标的风险也会大幅上升。可能你吃下去的这个过期食品只是风味、口感变差，没有出现腐败的情况，所以你安然无事；但也可能你吃的下一个过期食品就已经出现了腐败，存在安全问题，会影响健康。所以吃过期食品这件事，就像开盲盒，拿生命健康做赌注，实在是不值得的。

出于对这种安全隐患的考虑，作为医生，我是不建议大家去食用过期食品的，更不建议商家销售过期的食品给消费者。从法律角度来说，《中华人民共和国食品安全法》第五十四条有明确规定，食品经营者应当及时清理变质或者超过保质期的食品。

最后，还是想提醒大家一句，保质期内的食品也并非绝对安全，不同食品根据其特性以及生产工艺和包装形式的差别，往往有特定的贮存条件要求，脱离贮存条件去谈保质期是毫无意义的。比如说你买了一瓶牛奶，它的标签上要求冷藏，保质期为3天，因为冷藏可以在一定程度上抑制微生物的繁殖，但你忘记放冰箱了，放在了常温环境里，可能一天时间，这瓶牛奶的品质就会出现问题。

它们也有保质期，你可要当心了！

1.食用油

食用油在未开封的情况下保质期一般是18个月，开封后它的保质期就会缩短，最好在3个月之内用完。油脂酸败后，加热会产生很大的油烟，其中含有环氧丙醛等有害成分。

2.谷类发酵食品

像发酵玉米面、玉米淀粉、糍粑、醋凉粉等谷类发酵食品，在室温下放置一旦遇上椰毒假单胞菌，就可能产生致死率相当高的米酵菌酸。要知道，米酵菌酸非常耐热，即使在120℃的高温下加热1个小时依然能保持毒性。

之前黑龙江发生的"酸汤子"中毒事件，9名中毒者全部死亡，就是因为这个毒素。所以像这种谷类发酵食品，一旦过期，就要赶紧扔掉！

食用油、谷类发酵食品、蛋类也有保质期

3.蛋类

一般放个3~5周是没问题的。需要注意的是，蛋类食品每放一周，质量就会下降一个级别，因此还是尽快食用比较好。

参考文献：

[1]中华人民共和国卫生部. 预包装食品标签通则(GB 7718—2011)[M]//本书编委会.食品安全标准应用实务.北京:中国医药科技出版社,2017:192-204.

2-8

⏱ 每天都在喝的水，你真的喝对了吗？

作为生命之源，水对我们的重要性不言而喻，毕竟人体的60%~70%都是由水分组成的，但我们每天都会通过排尿、排便、流汗、呼吸等多种方式将部分液体排出体外，流失部分水分，所以为了保持平衡，我们需要每天不断饮水，获得补充。

根据最新版的《中国居民膳食指南（2022）》的建议：成年男性每天需喝水1700 mL，女性每天需喝水1500 mL（低活动量状态下）。[1]当然这只是一个建议，可以作为参考，具体还要因人、因情况而异。

我们平时常用的饮用水，除了白开水，还有纯净水、矿

成年男性和女性的建议饮水量（每日）

泉水、苏打水等，它们有什么区别呢？

1.纯净水：纯净水是将天然水经过蒸馏、反渗透等工艺提纯净化后得到的。当然，提纯的过程也使得纯净水中矿物质含量相对较少。

2.矿泉水：目前大致上主要有两种。一种是天然矿泉水，主要取自污染较少的地下水，经过深度过滤、净化、消毒处理后制成；另一种则是在纯净水基础上添加少量矿物质元素制成。

3.苏打水：通常指含碳酸氢钠的饮料，是在经过纯化的饮用水中加入二氧化碳、甜味剂等制成的呈弱碱性的水。

4.白开水：指煮沸之后的自来水，这种水保留了水中的矿物质，也降低了水的硬度。[1]

那么哪种水更好呢？其实，这些水最大的区别在于加工工艺与矿物质含量不同（如果想补充微量元素，多吃些水果、蔬菜和肉类等就够了），而喝水的主要目的是补水，从这一层面来看，选哪种水差别不大。

对大家的日常生活来说，白开水最经济实惠，其中保存

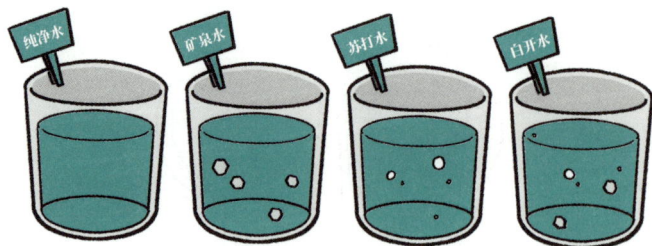

水的类别

了适量的矿物质，是最经济的健康饮品，其他饮品可以作为日常生活用水的补充和调节。

常说的隔夜水、千滚水能喝吗？

本质上来说这两种都是白开水，隔夜水存放时间长，千滚水是反复烧开的水。传说这些水中亚硝酸盐含量高，会"致癌"。我国的生活饮用水卫生标准规定亚硝酸盐含量应不超过1 mg/L[2]。据此标准，白开水反复烧开20次，或者在室温下放3天，其中的亚硝酸盐含量对人体都是安全的。[3]当然如果水被灰尘、小虫子污染了，又是另一回事啦！

另外，关于饮水的时机，有几个情况要注意：

1.部分药物刚服用后不建议立刻饮水。比如龙胆酊等苦味健胃药，这类健胃药需要通过苦味来刺激舌苔，从而促进胃液分泌，增加食欲，而饮水后水会冲淡苦味，一定程度上降低药效；还有一些止咳糖浆服用后也不建议立刻饮水，不然会降低糖浆在咽部的附着。

2.不建议吃饭时大量饮水，食物进入我们的胃以后主要依赖于胃液帮助消化，大量饮水会稀释胃液，影响消化功能。

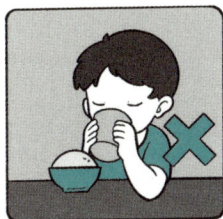
吃饭时不宜大量喝水

3.用饮水机也不能一劳永逸。空气中的微生物会在饮水机出水的时候进入饮水机和水桶中，伺机"大量繁殖"。因此一桶桶装水最好在5天之内饮用完，饮水机至少一个月要清洗一次，特别是在夏季。

4.生水千万别喝。我们在医院就遇到过因为喝生水导致急性胃肠炎、痢疾、寄生虫感染的病人。像泉水、井水、河水，看似清冽，实则暗藏危机。

5.贪一"烫"之爽，恐追悔莫及。有的人喜欢喝那种稍微有点烫嘴的水，如果长期喝的水超过65℃，就会增加患食管癌的风险。

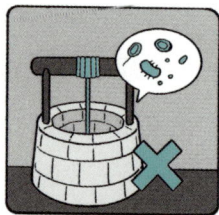

生水勿喝

参考文献：

[1]中国营养学会.中国居民膳食指南:2022[M]. 北京: 人民卫生出版社, 2022:11.

[2]中华人民共和国卫生部.生活饮用水卫生标准（GB 5749—2006）[M]//岳梅.环境监测实验.2版.合肥:合肥工业大学出版社,2014:204-210.

[3]陈影, 肖艳杰, 柳晓琳. 饮用水煮沸后放置不同时间亚硝酸盐和硝酸盐含量变化[J]. 锦州医科大学学报, 2018, 39(6):70-72.

2-9

♡ 为什么吃完辣椒，会"菊花"痛？

不知道大家有没有产生过这样的疑惑，有时候吃完辣椒以后，"菊花"（肛门）会火辣辣地痛，或者在家里切完辣椒，手也会火辣辣地痛，"菊花"和手上明明没有味蕾，为什么却能感受到辣呢？

我们生活里常说"酸甜苦辣"，实际上"辣"并不是味觉，而是一种痛觉。

辣椒中的主要活性成分是辣椒素（capsaicin）[1]，这是最主要的辣味来源。与甜、酸、苦、咸不同的是，"辣"并不算是一种味道，因为所谓辣味，实际上是辣椒素产生的刺激性的灼烧感或者痛觉。这种刺激感所带来的痛，让身体不得不分泌大量内啡肽来抵制，而内啡肽又会让人产生愉悦的感觉。同时，在痛的刺激感慢慢消退的过程中，人体内的压力也随之得到了释放。这就是大家吃辣容易上瘾，甚至一些人觉得"无辣不欢"的原因。

当辣椒素与口腔黏膜的TRPV1（辣椒素受体）结合，你就会觉得嘴里辣；

当辣椒素与胃肠道的TRPV1结合，你就会觉得肚子里辣；

当辣椒素与"菊花"的TRPV1结合，你就会觉得"菊花"辣；

当辣椒素与手部皮肤的TRPV1结合，你就会觉得手上辣；

……

有人说，吃辣会上瘾，那么有没有人不适合吃辣呢？

过度吃辣会刺激胃肠黏膜，这就是很多人体验过腹部灼烧感的原因。在这种饮食情况下，胃疼、腹疼、便秘也是比较常见的。[2]因此，对有胃肠炎、胃溃疡的人，日常还是应该少吃辣，以免加重病情。

当然，吃辣可不是除了"爽"一无是处的，在身体条件允许的情况下，也是"小辣怡情"，好处多多的！一项参与人数超过49万，追踪时间超过10年的大型研究显示，在观察期内，相较于不吃辣的人，平时吃辣的人总体死亡率是明

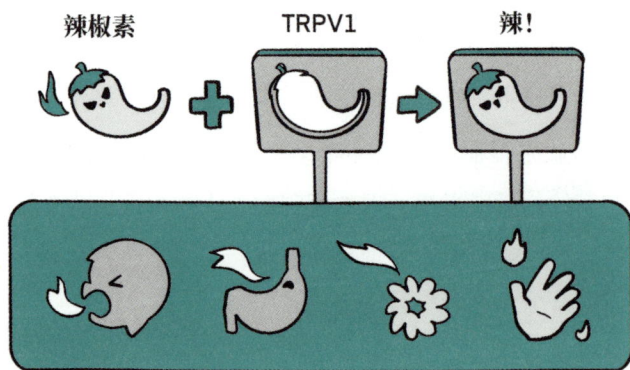

辣椒素和身体不同部位的TRPV1结合，就会产生"辣"的痛觉

显降低的，并且与癌症、缺血性心脏病相关的死亡率也是更低的。[3]

另外，给大家分享几个与辣椒有关的生活小技巧：

1.很多人洗辣椒或者切辣椒时都会小心翼翼地避开辣椒籽，其实辣椒中间的白色纤维上的辣椒素更多。

2.如果在家里，手被辣椒辣到，可以用酒精洗手。从理论上来说，辣椒素不溶于水，但可溶于乙醇，所以我们可以用酒精来溶解手上的辣椒素。

3.酒精具有很强的挥发性，涂抹于皮肤表面会很快挥发并带走热量，让人感觉皮肤凉凉的，也能在一定程度上降低因辣

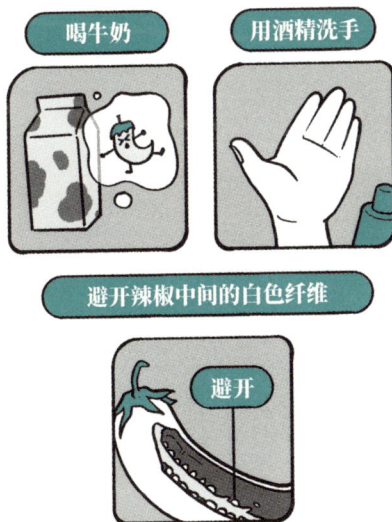

喝牛奶　　用酒精洗手

避开辣椒中间的白色纤维

避开

解辣小技巧

椒素引起的灼烧感。

4.被辣椒辣到后，用酒精洗手一定要及时，如果辣椒素不只是残留在皮肤表面，而是已经渗入皮肤，那酒精的作用就比较有限了。

5.如果吃的食物比较辣，想要解辣，可以考虑喝牛奶，因为牛奶中的酪蛋白可以通过包裹辣椒素的方式，达到洗涤辣味、缓解辣度的效果。

参考文献：

[1] 维基百科.辣椒素[EB/OL].(2024-03-13). https://zh.wikipedia.org/wiki/辣椒素.

[2] 周慧明, 娜仁其木格, 朱翔慧,等.食用过量辣椒对身体的影响[J].中国民族医药杂志. 2015,2:71-72.

[3] LV J, QI L, YU C Q, et al. Consumption of spicy foods and total and cause specific mortality: population based cohort study[J]. BMJ, 2015, 351:h3942.

2-10

♡　你还没学会如何正确喝
碳酸饮料？

在忙碌的工作和学习之余，来点可口的零食，再打开一瓶 "快乐肥宅水"，碳酸饮料带着滋滋的气泡涌进嘴里的感觉，让人格外提神解压。

但在快乐的同时，碳酸饮料也会给我们的健康带来一定隐患。

碳酸饮料由于含有大量的碳酸，所以往往pH值较低，甚至低于5.5，而这个pH值也是引起牙釉质腐蚀的临界值，[1]在碳酸饮料进入口腔后，酸性的饮料成分触碰并附着到牙齿表面后，就可能导致牙齿的钙离子被置换出来，从而对牙釉质产生脱矿腐蚀，损伤我们的牙齿，长期有喝碳酸饮料习惯的朋友尤其要注意。

当然，"快乐肥宅水" 的破坏力可不仅在碳酸，碳酸饮料的主要成分还包括磷酸、柠檬酸和糖。可以说，牙釉质在酸性环境下受腐蚀，磷酸和柠檬酸都是 "帮凶"！另外，除了酸以外，碳酸饮料的另一个主要成分糖，也是公认的大反派。我们的口腔中有一类数量庞大的细菌——致龋菌，它们擅长分解糖分和产生酸，进一步腐蚀我们的牙齿！

所以喝碳酸饮料时可以注意几个小细节：

1.喝碳酸饮料时建议使用吸管

喝碳酸饮料时尽量一口喝下，不要含在嘴里。有的人喝碳酸饮料时还喜欢在嘴里"咕噜"几下，这样对牙齿很不好。最好是用吸管喝，这样可以尽量减少碳酸饮料在口腔里与牙齿的接触。

2.喝完碳酸饮料及时漱口

喝完碳酸饮料后，可以用清水或者漱口水及时漱口，减少碳酸饮料这种pH值较低的物质与牙齿接触以及在牙齿上附着，将其对牙齿的潜在损伤降低。

3.喝完碳酸饮料，"不要"立刻刷牙

一些人觉得刷牙比漱口更彻底，于是喝完碳酸饮料立刻刷牙，这是不对的。碳酸饮料这种酸性物质会导致牙齿在短时间内变软，刚刚喝完碳酸饮料，牙齿属于刚刚被酸化过，立刻刷牙反而容易导致牙齿受到"二次损伤"，最好是至少间隔半

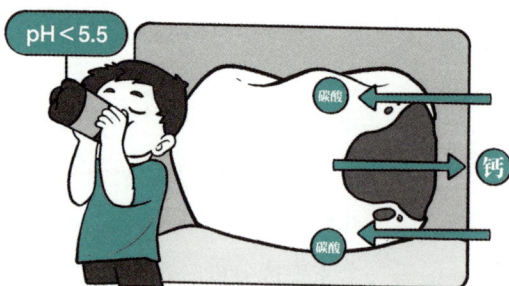

碳酸饮料进入口腔后的口腔内部变化

小时再刷牙。

　　碳酸饮料作为日常生活或者聚会中偶尔的消遣问题不大，但还是要尽量避免长期大量饮用，毕竟它带来的危害不仅仅是牙齿的损伤。2011年哈佛大学就"碳酸饮料对青少年的危害"这一问题进行了调查，调查结果表明，经常饮用碳酸饮料的青少年发生骨折的概率是其他同龄人的3倍。这与长期饮用碳酸饮料可能导致钙流失有一定关联。碳酸饮料中含有一定的磷酸，长期大量饮用会导致磷酸摄入过多，超出身体代谢能力，进而阻碍钙的吸收，最终影响骨质量，增加骨质疏松的风险。[2]

　　另外，很多碳酸饮料都是含糖饮料。常用的糖是单糖和

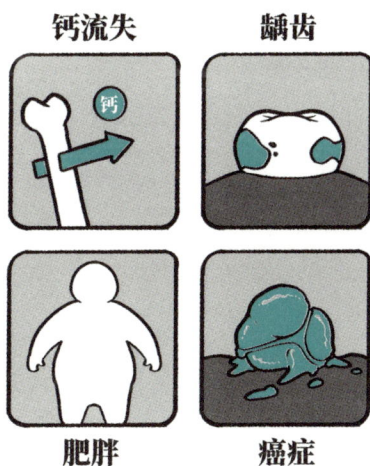

钙流失　　龋齿

肥胖　　癌症

喝碳酸饮料可能导致的危害

双糖，而蔗糖和其他糖类是碳酸饮料的重要原料。它们能给碳酸饮料提供令人愉快的甜味，但这些成分也会增加龋齿、肥胖、糖尿病、癌症和心血疾病等的发病风险。[3]

当然，如果实在抵挡不住"快乐肥宅水"的诱惑，建议多看看牙科广告！

参考文献：

[1]彭杰,柳洪周,张敏,等.不同种类饮料对青少年牙釉质钙浓度的影响[J].临床口腔医学杂志,2014,30(9):537-539.

[2]王路平,李金源.碳酸饮料对骨质疏松、颌骨骨折影响的研究进展[J].中外医学研究,2016,14(13):162-164.

[3]罗坤,毛华.碳酸饮料与心血管疾病发病风险的相关性[J].中国现代医生,2016,54(9):155-158,162.

2-II

♡ "口口相传"的幽门螺杆菌，
危害可不小

在讲幽门螺杆菌之前，我们先来看一组数据：

幽门螺杆菌感染是导致慢性胃炎的主要原因；[1]

我国居民幽门螺杆菌的感染率接近50%；

幽门螺杆菌感染是引起约90%以上十二指肠溃疡和70%~80%胃溃疡的病因；[2]

约1%的幽门螺杆菌感染者最终会患上胃癌。[3]

看到这组数据，你会不会疑惑，这到底是什么样的细菌，感染率竟如此之高！我们平时消化不良、胃胀呕吐的症状有没有可能就是它在"捣鬼"？

幽门螺杆菌是寄生在胃内的一种致病菌，因为长得像"螺旋杆"而得名。它是目前已知的唯一能在人胃中生存的微生物，也被世界卫生组织列入1类致癌物清单中。一旦感染，很难自行痊愈，因此如果不接受治疗，感染者就始终是潜在的传染源。

《中国居民家庭幽门螺杆菌感染的防控和管理专家共识

（2021年）》一文曾提到幽门螺杆菌感染存在明显的家庭聚集现象。[4]如果有一个家庭成员不慎感染了幽门螺杆菌，那么他的唾液、呕吐物和粪便就都成了"传染源"，这种细菌可以通过共用餐具、夹菜、接吻等"渠道"传播。

那么如何从根本上解决这种家庭内部"相爱相杀"的现象呢？我们可以按以下三步走：

第一步：定期检查。家庭成员定期进行幽门螺杆菌检测，判断是否存在感染。如果家庭中出现胃黏膜癌前病变如萎缩性胃炎和肠化生的患者，应明确其幽门螺杆菌感染情况，并定期进行内镜检查。[4]

第二步：根除感染。对家庭中成年幽门螺杆菌感染者均建议进行根除治疗。除了对有消化性溃疡、胃黏膜相关淋巴组织淋巴瘤的幽门螺杆菌感染患儿必须进行根除治疗外，不建议对其他所有患儿采取根除治疗。

第三步：预防感染。无论家中是否有幽门螺杆菌感染

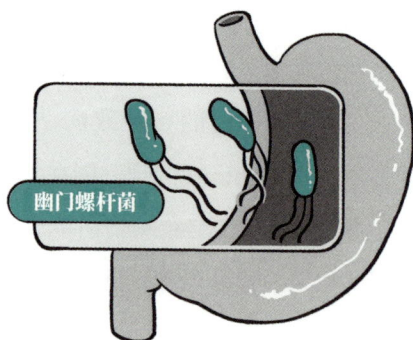

幽门螺杆菌示意图

者，都推荐家庭使用公筷公勺或实行分餐制。特别是要避免成年人咀嚼食物后再喂食婴幼儿。

其实，大多数幽门螺杆菌的感染都发生在患者的儿童和青少年时期，主要是12岁以前。而家庭内传播是儿童感染幽门螺杆菌的主要途径，主要是经由父母，尤其是母亲传播。[4]

养成以下习惯，可以最大程度帮助我们和家人远离幽门螺杆菌：

1.无论出门聚餐还是在家吃饭，都尽量坚持使用公筷公勺，践行分餐制。

2.生水、生肉、蔬菜等都有可能被幽门螺杆菌感染，所以蔬果要清洗干净，切勿进食半生不熟的肉制品。

3.儿童是易感人群，最好给家里的幼儿准备专用的餐具，严禁口对口喂食。

4.饭前便后勤洗手，良好的卫生习惯也能防止菌从口入。

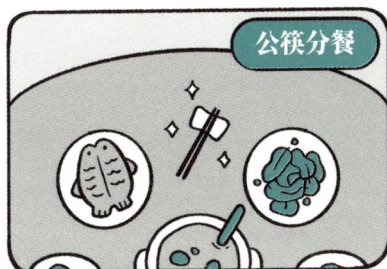

公筷和分餐更健康

5.家里如果有成员感染了幽门螺杆菌，最好给感染者准备专用餐具，直到治愈；此外要定期对家中餐具消毒。

参考文献：

[1]中华医学会消化病学分会,中华医学会消化病学分会消化系统肿瘤协作组.中国慢性胃炎诊治指南(2022年,上海)[J].胃肠病学,2023,3:149-180.

[2]刘文忠, 谢勇, 陆红, 等. 第五次全国幽门螺杆菌感染处理共识报告[J] . 中华消化杂志,2017,37 (6): 364-378.

[3] 中华医学会消化病学分会幽门螺杆菌学组. 第六次全国幽门螺杆菌感染处理共识报告(非根除治疗部分)[J]. 胃肠病学,2022,27(5):289-304.

[4]国家消化系疾病临床医学研究中心(上海),国家消化道早癌防治中心联盟,中华医学会消化病学分会幽门螺杆菌和消化性溃疡学组,等.中国居民家庭幽门螺杆菌感染的防控和管理专家共识(2021年)[J].中华消化杂志,2021,41(4):221-233.

第三章

生活小常识篇

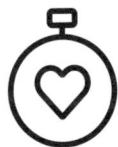

3-I
千万别用小拇指掏耳朵了

可以说，掏耳朵是一项深受许多人喜爱的活动，让人根本停不下来！

为啥掏耳朵这么让人上瘾呢？一个字：爽！我们的外耳道分布着丰富的感觉神经末梢，因此感觉特别敏锐。当我们掏耳朵的时候，随着外耳道上的耳屎被"搜刮"下来，外耳道上丰富的感觉神经被激活，信号传递到大脑后，我们的精神就会感到愉悦和欲罢不能。当然，掏出一大块耳屎的成就感，也实在是让人着迷！

但是，用小拇指掏耳朵，很容易导致耳屎被手指推向更深处，堵住外耳道。另外，我们的外耳道皮肤是非常敏感脆弱的，由于皮下组织少，小拇指上的指甲很可能会划破耳道，甚至引发感染，导致外耳道发炎溃烂。

我们常说的耳屎，又叫耵聍。我们外耳道软骨部的皮肤中分布着皮脂腺和耵聍腺，耵聍其实是由我们耳道里这些腺体自行分泌出来的一种淡黄色的蜡质分泌物混合了皮屑等共同形成的，它的主要成分还是脂质。[1]

虽然耵聍常被称为"耳屎"或者"耳垢"，但它对我们的耳朵健康其实大有帮助：[2]

1.保湿作用：因为耵聍的主要成分是脂质，所以其本身有很好的保湿作用，覆盖在我们的耳道皮肤上，可以避免因为干燥出现耳痒等症状；

2.过滤作用：耵聍的脂质黏性可以在一定程度上帮助我们吸附进入耳道的灰尘、细菌等，避免这些异物进入耳道深处，损伤耳膜或者造成感染；

3.抗菌作用：耵聍中的溶酶菌、免疫球蛋白等成分可以抑制外耳道的细菌生长繁殖；

4.驱虫作用：耵聍一般是弱酸性的，味道很苦，还会散发一种小虫子不喜欢的味道，所以能阻止小虫飞入耳道。

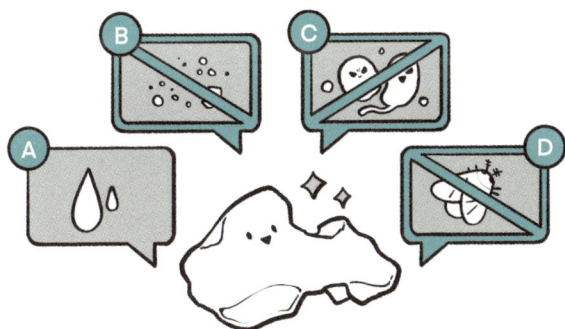

耵聍的作用：保湿、过滤、抗菌、驱虫

耵聍一般分为"干"型和"湿"型两大类，前者在黄种人身上更多见，而后者在白种人和黑种人身上较常见。[3]因此，我国大部分人身上还是干型耵聍。这种耵聍在干燥后，随着我们的咀嚼、说话等下颌运动以及头部转动等动作，大部分可以自行脱落，这也是耳道的自清洁功能。即使是湿型"耳屎"，也是具有流动性的，平时用棉签清理一下耳廓即可。

所以原则上来说，大部分耳屎并不需要我们刻意去掏。在用手指或者棉签清除耳屎的过程中，耳屎都有可能被推向更深处。随着时间的推移，反而可能造成耵聍栓塞，出现听力下降、耳痛、耳鸣、耳部闷胀感等不适。有数据显示，美国每年因耵聍蓄积造成的就诊量高达1200万人次。[4]

除了耵聍栓塞，过度掏耳朵的这些危害你也一定要清楚！

1.用不干净的指甲或挖耳勺等挖耳，很容易引起外耳道真菌感染，也就是我们常说的耳朵"发霉"。

2.掏耳朵时用力过猛，容易导致鼓膜穿孔，伴随听力下降。

3.共用挖耳工具，容易交叉感染，常见的包括引起人乳头瘤病毒（human papilloma virus，以下简称"HPV"）感染，诱发外耳道乳头状瘤。

如果出现了像听力下降、耳部闷胀、耳鸣等不适症状，应及时前往医院，在耳鼻喉科由专业的医务人员来清理耵聍。

当然医生也不会硬挖，而是会借助耳镜检查，采用耵耵钩取出、耵聍溶解剂浸泡、耳道冲洗等专业方法来清理耳道。

参考文献：

[1] LUM C L, JEYANTHI S, PREPAGERAN N, et al. Antibacterial and antifungal properties of human cerumen[J]. J Laryngol Otol, 2009,123(4):375-378.

[2]SCHWARTZ S R, MAGIT A E, ROSENFELD R M,et al. Clinical practice guideline (update): Earwax (cerumen impaction)[J]. Otolaryngol Head Neck Surg, 2017, 156(1_Suppl):S1-S29.

[3]ROESER R J, BALLACHANDA B B. Physiology, pathophysiology, and anthropology/epidemiology of human earcanal secretions[J]. J Am Acad Audiol, 1997, 8(6):391–400.

[4]MITKA M. Cerumen removal guidelines wax practical[J]. JAMA, 2008, 300(13):1506.

3-2
流鼻血了，该低头还是仰头？

流鼻血时，我们最常听见的声音就是周围人喊着"快把头仰起来"，于是有人紧接着就找来面巾纸，拧成长条塞进鼻子里。

但鼻出血时仰起头对止血并没有太大帮助，它造成的只是一个假象，由于头后仰，鼻孔朝上，在重力作用下，你确实看不见鼻血从鼻孔里出来了，但鼻血会沿着咽后壁流向消化道，刺激胃黏膜，严重时甚至会流向气道形成血凝块，引起窒息。这种头后仰的做法最大的作用，可能只是不让鼻血滴在衣服或者地面上。

流入消化道或气道

凝块堵塞

仰头并不能止鼻血

而把纸巾塞在鼻孔里止血，一般来说效果也不理想，因为纸巾的堵塞深度和压迫力度在多数情况下都是不够的，并不能达到压迫止血的效果，如果纸巾较硬或者比较粗糙，在与正出血的鼻腔黏膜摩擦的过程中，反而会导致正处于脆弱状态的黏膜创面扩大；而且一旦塞在鼻腔里的纸巾与鼻腔里黏膜表面的血痂粘连在一块，在取出纸巾的过程中，可能会导致好不容易形成的血痂被扯破，黏膜再次出血；如果塞进鼻腔里的纸巾不干净，携带有病原微生物，甚至还会诱发感染。

鼻出血时，记住这三步应急处理办法[1]：

1.坐在凳子上，上半身弯腰前倾，这样能避免血液进入食道或者气道。

2.用嘴轻轻呼吸，尽量吐出嘴里的血液。

3.用手指捏住鼻翼远端并向鼻中隔方向捏紧，保持10~15分钟。恰当的施压能使出血部位的黏膜表面因为受压而达到止血的效果。注意，这时候应该持续保持此姿势，不能为了观察

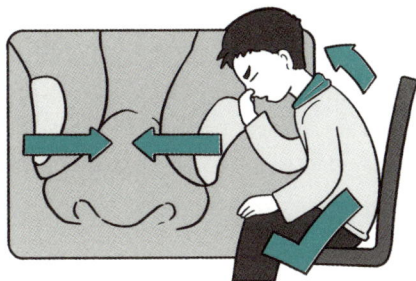

止鼻血的正确方式

出血是否停止而解除压力！如果按压几分钟就松开看一下，是难以达到止血效果的！

鼻血暂时止住了也不要掉以轻心哟！流鼻血后的几个小时还是注意不要搬重物、弯腰，也不要挖鼻孔或者用力擤鼻涕，免得加重鼻部的充血。

为什么我们会流鼻血呢？

鼻子本身很脆弱，血管丰富，位置也比较突出，因此常常"受伤"！如果黏膜损伤了，血管破裂了，就会流鼻血。特别是秋冬季节天气干燥，鼻黏膜本来就变得干燥，如果你的小手又忍不住去抠一下，揉一下，保不准鼻子就流血了。如果鼻黏膜比较敏感，可能不抠都会流一脸鼻血。

我们还遇到过有的小孩，一边的鼻孔反复流鼻血，甚至伴有疼痛。这种情况可能是鼻腔有像小珠子一类的异物。这些小东西长期在鼻腔里面会导致鼻腔黏膜出血糜烂，甚至发生感染。[2]

当然，鼻咽癌、鼻窦癌等恶性疾病也会导致反复流鼻血的情况发生。如果经常流鼻血，或者止血过程中出现面色苍白、心跳加速、皮肤出现瘀斑出血点等情况，就应该及时就医了。如果流鼻血的人有高血压病史，注意要马上服用降压药物控制血压，[3]然后再去医院就诊。

普通的流鼻血能不能预防？

当然可以。预防流鼻血的关键在于避免受伤和保持鼻腔黏膜湿润。

1.避免局部受伤：改掉喜欢挖鼻孔的习惯，擤鼻涕的时候不要太用力，活动的时候要保护好鼻子，避免外伤。

2.保持鼻腔黏膜湿润：室内保持清洁，适当通风换气。遇到天气干燥的时候，可以使用加湿器湿润空气。也可以用凡士林软膏涂抹鼻腔内部，起到保湿的作用。

3.调整饮食：少吃油腻辛辣的食物，保持大便通畅。多喝水，多吃一些像西红柿、西兰花、柑橘等富含维生素的蔬菜水果。

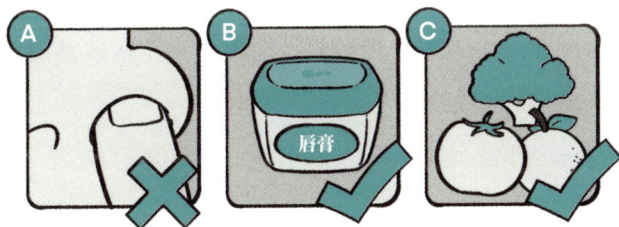

预防流鼻血的小技巧

参考文献：

[1]Mayo Clinic.Nosebleeds: First aid[EB/OL].(2024-05-25).https://www.mayoclinic.org/first-aid/first-aid-nosebleeds/basics/art-20056683.

[2]中国人体健康科技促进会儿童变态反应专业委员会.儿童鼻出血诊断与治疗：临床实践指南（2021年）[J].中国实用儿科杂志,2021,36(10):721-724.

[3]周玉娇, 尹纪伟. 降血压在治疗高血压鼻出血中的作用[J]. 山东大学耳鼻喉眼学报, 2007, 21(2): 191-192.

3-3

⏱ 脚扭伤后：先冰敷 vs 先热敷？

在生活中，每个人多多少少都"崴过脚"，比如女生穿高跟鞋平衡没掌握好崴了一下，或者男生在打篮球、户外登山等运动过程中，没有注意防护而导致崴脚。崴脚实际上是我们的脚踝在外力作用下，转动程度超出了其正常转动的最大范围，导致脚踝周围的肌肉、韧带等损伤。

遇到这种情况，很多人都不知道究竟是应该先"冰敷"还是"热敷"。

在脚踝刚刚扭伤后的24~72小时，我们称为"黄金时间"。这段时间受损组织处于"急性炎症期"，如果能在这段时间内快速控制炎症，就能减轻疼痛，防止进一步的伤害。[1]

在急性炎症期，局部的血管组织遭到破坏，血液和组织液都在渗出，所以脚踝处往往除了疼痛外，还有一定程度的充血肿胀，这个时候如果热敷，血液循环加快，反而会促进液体的渗出，加重脚踝的肿胀，一旦压迫了神经，甚至会导致疼痛加剧。同理，在急性炎症期也不建议用药酒或者生姜等活血类的东西擦拭扭伤部位，避免加重渗出。

所以，正确做法应该是"先冰敷，后热敷"。

一般来说，建议脚扭伤后的24~72小时内先进行冰敷，具体时间可以根据病人受伤程度以及病情变化来调整。在急性损伤期间，通过冰敷，不仅可以促进局部组织血管的收缩，减少出血和渗出，还能起到一定的止痛效果，从而缓解急性期的肿胀和疼痛。

冰敷时可以选择专门的冰敷袋，如果没有冰敷袋，可以用冰箱里的冰块或者矿泉水冰冻以后进行冰敷，但需要注意的是不要直接贴在患处，避免造成患处皮肤组织的冻伤，可以用毛巾将冰块或者冰冻后的矿泉水包裹后再进行冰敷。冰敷的时间可以控制在每次20分钟左右，一天3~4次。冰敷太久，反而有冻伤的风险。

在这个阶段，也可以配合使用消痛贴膏，加快消肿止痛的速度。[2]如果实在疼得受不了，可以在医生指导下服用一些非甾体类抗炎药（NSAIDS）。

在72小时以后，损伤的血管基本已经愈合，就可以进行

扭伤后的24~72小时建议先冰敷患处

热敷了，热敷可以一定程度上促进血液循环，使扭伤处的淤血消散，并且缓解肌肉痉挛。

其实对于类似脚扭伤这种比较常见的运动损伤，处于急性期时，国际上常推荐一套非常实用的处理原则，叫作PRICE原则[3]：

1.Protection（保护）：发生扭伤后，保护受伤的部位，避免加重伤情。

2.Rest（休息）：扭伤后应尽量休息，减少活动。

3.Ice（冰敷）：在急性期通过冰敷，缓解肿胀和疼痛。

4.Compression（加压）：如果家里有弹力绷带，对脚踝处进行加压包扎也可以在一定程度上起到消肿的作用。

5.Elvation（抬高）：尽量避免受伤的下肢下垂，卧床休息时，可以把受伤的脚踝垫高，高度超过平卧时心脏水平（大约是高于髋关节水平高度），这样可以促进患肢的血液回

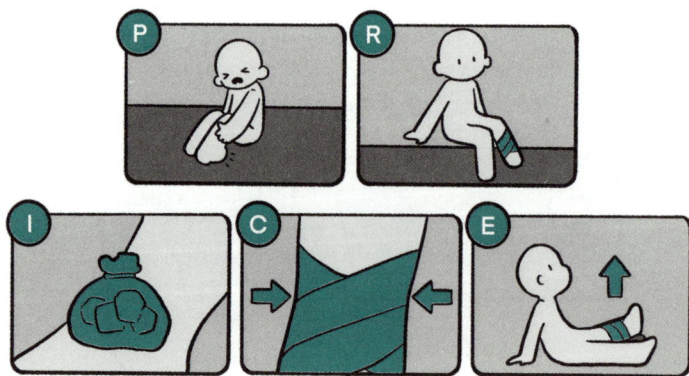

PRICE原则示意图

流，有助于患处的消肿。

多数情况下，大家扭伤后，遵循PRICE原则，配合止痛药和消痛贴膏的使用是可以完全康复的，但对于一些特殊情况也要警惕！

如果是同一部位反复扭伤，或者是受伤部位疼痛难忍，完全不能动，即使经过冰敷和使用消痛贴膏，也完全没有好转迹象，就要及时就医了，千万别拖延！

参考文献：

[1]DUBIN J C, COMEAU D, MCCLELLAND R I, et al. Lateral and syndesmotic ankle sprain injuries: a narrative literature review[J]. J Chiropr Med, 2011,10(3):204-219.

[2]田娟, 多杰卓玛, 陈伦举, 等. 消痛贴膏研究进展[J]. 中成药, 2020, 42(2): 434-439.

[3]NHS Wales. Sports injuries[EB/OL].(2022-02-12).https://111.wales.nhs.uk/Encyclopaedia/s/article/sportsinjuries.

3-4 夏季必备防蚊宝典

　　想必一些人有过这样的经历，几个人一块儿外出，总有个别人格外受到蚊子的"青睐"，这其实是有科学依据的。掌握以下几个小技巧，就能让你轻松成为被蚊子"嫌弃"的幸运儿。

　　1.送身边的人一套黑衣服（或者红衣服）

　　有研究人员做过一个实验，通过红、黄、蓝、黑、白五种颜色的卡片，观察蚊子（埃及伊蚊）更喜欢哪种颜色，结果发现蚊子最喜欢的颜色是黑色，其次是红色。

　　2.利用汗味调"蚊"离山

　　穿了一天的衣服和袜子上往往都是汗臭味（汗液中包含乳酸、尿素、氨等成分），这些物质都很容易吸引蚊子，通过臭袜子可以调虎离山，转移蚊子的攻击目标。

　　3.跟体温更高的人在一起

　　蚊子在选择目标时往往具有"向热性"，有研究发现，特别是40℃以下时，温度越高，吸引到的蚊子越多，但超过40℃，则温度越高，蚊子越少。所以对我们人体温度来说，体温越高的人，就越容易吸引蚊子。

4.鼓励身边朋友多运动

夜深人静，灯都关了，为什么蚊子还是能准确找到我们？除了体温和汗味外，还有一个重要因素就是二氧化碳，我们身体新陈代谢会不断排出二氧化碳，这也成为蚊子寻找猎物的机制之一，所以不妨鼓励身边朋友多运动，剧烈运动后，往往会呼出更多的二氧化碳。

说到这里，你知道为什么蚊子叮咬后会发痒吗？

蚊子在咬人的过程中，除了吸血，还会把自己的"口水"注入我们的体内。这个口水中就包含多种"猛料"，像方便它们源源不断吸血的抗凝剂，会让我们在被叮咬过程中感觉不到明显痛感的麻醉剂，还包括消化酶、多种未知蛋白质等等。

因此，大多数时候我们察觉不到蚊子的"作案"过程。

当然，我们的免疫系统也不是"吃干饭"的。免疫系统在清除这些外来物质的过程中，会释放一种名叫组胺的成分。组胺不仅会引起瘙痒，还会增加血管壁的通透性，而血管内的液体渗出到组织后，就会在局部引起水肿。

现在，你知道为什么被咬的地方会发痒和起包了吧！

起包了之后，你一般会怎么做呢？

是不是要用上"先挠再掐十字"的祖传秘方呢？

不！不！不！

抓挠会加速局部血液的流动，导致更多组胺的释放，最后陷入越挠越痒、越痒越挠的恶性循环中。[1]"掐十字"更是离谱，原理是通过引起疼痛来抑制瘙痒的感觉。[2]殊不知，等到痛觉消失之后，瘙痒还是会如期而至。如果是某些用力过猛的狠人，还可能掐破皮肤，引起感染，那就得不偿失了！

其实止痒没那么难，这些亲测有效的方法，你可以试试！

1.如果是少量的蚊子包，用花露水、风油精这些就能起到很好的止痒效果。

2.如果是肿得比较大的蚊子包，可以通过冰敷缓解红肿，再使用止痒产品。

3.如果除了大量蚊子包，还伴有发热等不适症状，就需要警惕是否有其他并发的皮肤病，需要尽快到医院就诊。

当然，如果能做到不被蚊子咬就更好了，来看看我的防蚊宝典吧！

1.物理防蚊还是好用的，纱窗、蚊帐、电蚊拍都可以安

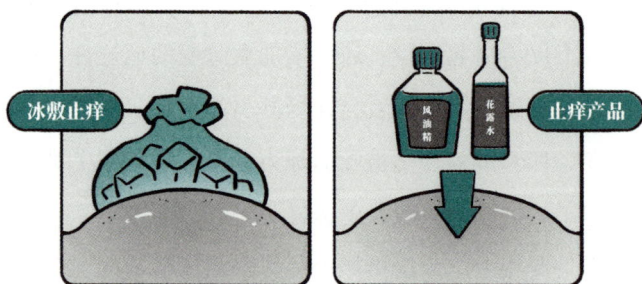

冰敷止痒　　　风油精　花露水　止痒产品

止痒的有效方法

排上。

2.化学防蚊大法也很好使，可以使用含避蚊胺、避蚊酯等成分的驱蚊液。

3.你若出汗，蚊子自来。开空调或洗澡，都能减少你对蚊子的吸引力。

4.在水池、绿化带这种蚊虫出没频繁的地方尽量少停留，或者穿浅色的长衣长裤。

四条防蚊宝典

参考文献：

[1]何志心. 蚊子唾液腺的成分及其对人类作用的研究[J]. 国际皮肤性病学杂志, 1991, 17(1): 48-49.

[2]MEIJER L L,SCHIELEN Z A.,VAN REE K Y,et al. Affective touch reduces electrically induced itch experience[J]. Front Med(Lausanne),2021,8: 628020.

3-5

⏱ 指甲上的"月牙"越多越健康吗？

大家观察一下自己的指甲或者周围朋友的指甲，可能就会发现不少人手指指甲根的位置长了白色的"小月牙"，关于这个月牙，民间有不少传闻，有人说月牙越多越好，有人说月牙越饱满说明越健康。

那么这些月牙到底是什么，它们真的是我们身体健康与否的"晴雨表"吗？

1.指甲上的月牙是什么？

我们的指甲之所以会不停地生长，正是由于指甲近端（根部）的甲母质（或者甲基）会不停地产生新细胞，并且将老化的甲母质细胞推到外周，彻底角化，形成指甲的主体——甲板[1]（就是各位小仙女涂指甲油的部位）。

而我们的所谓月牙实际上是甲母质的一部分。[2]

大部分的甲母质在甲周皮肤的遮盖下是看不见的，但没有被遮盖的部分有时候可以透过甲板看到，呈白色半圆形，被称为甲半月，就是人们常说的月牙了。

2.月牙越多或者越饱满就代表越健康？

既然月牙是甲母质的一部分，那么实际上只要有指甲，就会有月牙，只是在甲周皮肤遮住月牙面积大小的影响下，每个人的指甲上月牙呈现出的数量和饱满程度有所不同，甚至有的人月牙完全被遮住，所以看不见。

另外，肉眼可见的月牙的数量以及大小，与指甲的生长速率和身体的新陈代谢速率也有一定的相关性。一般来说，平时使用多的指甲受刺激多，长得也相对更快一些，月牙也就更加容易显现出来。正因如此，大多数人的大拇指都更容易看见月牙，而相对使用频率低一些的小拇指的月牙则比较少见。

所以，单纯用能不能看见手指月牙、月牙多少，以及饱满度如何来判断健康与否并没有太多科学依据。

无论你能不能看见月牙，月牙是多是少，都不用过于担心。

3.月牙出现哪些变化需要注意？

一般来说月牙的呈现状态是相对稳定的，如果发现指甲上的月牙突然发生变化，比如忽然变大或者变小，突然消失又

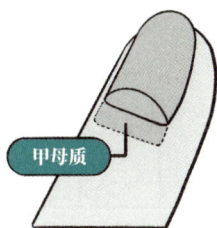

月牙其实是甲母质的一部分

出现，就需要警惕了。比如患有甲亢等代谢性疾病后，机体代谢水平发生变化，或者出现严重的营养不良，没有充足的营养提供给甲母质，细胞分裂速率减慢，月牙就可能发生变化。发生这种变化时，应该引起重视，及时就医。

4.指甲上有白点代表缺钙或者肚子里有虫子吗?

除了指甲根部会看见白色的月牙外，有的人指甲的其他部位还会长出一些白点，对此我们经常听见的一个说法就是这些白点代表缺钙或者肚子里长虫子了。其实并非如此，这些指甲上的白点主要是由于我们的指甲或者甲基受损而出现的，其中最常见的原因就是平时不小心磕碰到了手指或者一些人因为咬手指的习惯造成了损伤，也不必因此吃所谓打虫药。

如果是指甲大面积变白，就要考虑可能是生病了! 像低

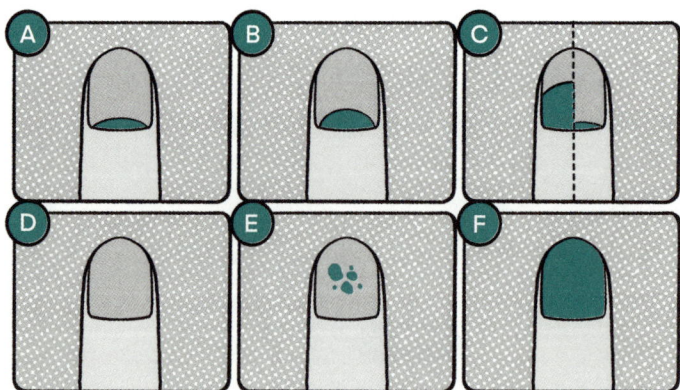

不同形状、大小的月牙可能预示着不同的情况

钙血症，不仅会让指甲变白，还会让指甲变得非常脆弱！重度贫血的时候，指甲也会变薄变脆，出现苍白的颜色。

参考文献：

[1]RUNNE U, ORFANOS C E. The human nail: structure, growth and pathological changes[J]. Curr Probl Dermatol, 1981,9:102-149.

[2]COHEN P R. The lunula[J]. J Am Acad Dermatol, 1996,34(6):943-953.

3-6

洗牙真的会让牙缝变大吗?

不少朋友都洗过牙，也知道口腔科医生是比较建议大家定期洗牙的，但不少人洗牙后总感觉自己牙缝变大了，这到底是怎么回事呢?

首先说说我们的口腔环境。

虽然经常刷牙，但我们的口腔并不是一个无菌的环境。相反，我们的口腔里面充满了各种各样的微生物。牙菌斑是黏附在牙齿表面，由食物残渣、唾液、细菌，以及脱落的口腔上皮细胞集合形成的斑块。[1]它就像是一个细菌的"社区"，将众多细菌集结在一起，相互"照应"，共同抵御外界的干扰。

时间一长，牙菌斑与唾液中的矿物质结合，就会钙化变硬，形成牙结石。牙结石里存积着大量的细菌，并且这些细菌还会持续产生毒素和其他有害物质刺激牙龈，导致牙龈红肿、发炎。[2]

我们的牙齿表面常常有牙结石的附着，由于牙结石产生和堆积的过程非常缓慢，所以大部分人在早期并没有明显的感受，但随着时间的推移，牙结石越积越多，对牙龈的压迫和侵犯也越来越明显，就会带来各种口腔问题，比如牙龈萎缩、红肿、出血，甚至导致牙缝变大、牙齿松动等各类牙周疾病。

很多人都是因为出现各类牙结石引发的口腔症状而前往口腔科就诊后，才知道自己牙结石的问题的。

牙结石一旦形成，就非常"顽固"，通过刷牙是刷不掉的。而我们常说的洗牙，正是通过医学手段清除牙结石的一种口腔清洁方式，目前最常用的方法就是通过超声波来清除附着在我们牙齿表面的牙结石和牙菌斑，所以洗牙主要是洗去牙结石、牙菌斑，让我们的牙齿露出真实面貌。

但为什么很多人在洗牙后，都感觉牙缝变大了呢？

这是由于在洗牙之前，沉积在牙缝间的大量牙结石会不断刺激牙龈，造成牙龈萎缩，久而久之，牙缝就变得越来越大。也就是说，这些牙缝在洗牙前，实际上就已经存在，只是由于大量牙结石堵在牙缝里，就像缝隙之间刷了一层水

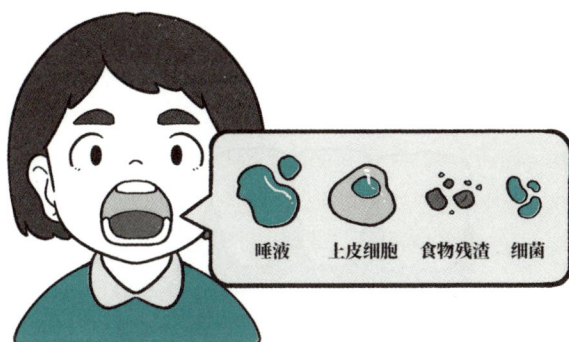

唾液　　上皮细胞　　食物残渣　　细菌

我们的口腔并非无菌环境

泥，所以你对牙缝的感知没有那么明显，给你一种"虚假的繁荣"。当牙结石被洗掉后，牙缝也就真实暴露了出来，所以才产生了洗牙后牙缝变大的错觉。

于是有人心想，干脆不洗牙，反正有牙结石遮着，就没有牙缝了，这完全就是自欺欺人了。

其实，无论你是否洗牙，牙缝都在那里。如果你长期不洗牙，牙龈会进一步萎缩，牙缝也会越来越大，甚至带来牙龈炎、牙周炎、牙齿松动甚至脱落等各类问题。

不少洗过牙的人都有这样的感觉，好像洗牙之后，牙齿变得非常敏感、酸软。牙结石就像是一层棉袄包裹在牙齿周围，当然也就隔绝了外界的刺激。一旦将牙结石洗掉之后，被包裹的牙齿久违地遇到了冷热酸甜的刺激，难免会有些敏感。不过，一般在洗牙后的1~2周，这种敏感症状就会慢慢消失。[3]

关于洗牙，需要注意以下几点：

1.我们知道牙科器械是多人共用的，一些人在洗牙的时候还会出现牙龈出血的情况，因此器械的消毒灭菌至关重要！所

牙结石

顽固的牙结石

以建议不要图方便在非法机构进行洗牙，还是要去正规的医疗机构。

2.早洗牙早受益。作为过来人，我可以说，相比于动辄上千元的种牙费用，定期洗牙真的性价比非常高。

3.如果装了心脏起搏器的话，是不适合做超声波洁牙的。

参考文献：

[1]黄银雪, 霍丽珺, 雷雅燕. 牙菌斑生物膜研究模型的进展 [J/OL] . 中华口腔医学研究杂志（电子版）,2018,12 (4): 251-254.[2024-07-01].https://zhkqyxyjzz.cma-cmc.cn/CN/10.3877/cma.j.issn.1674-1366.2018.04.009.

[2]BECKER M R, PASTER B J, LEYS E J, et al. Molecular analysis of bacterial species associated with childhood caries[J]. J Clin Microbiol, 2002, 40(3): 1001-1009.

[3]PENCE S D, CHAMBERS D A, VAN TETS L G, et al. Repetitive coronal polishing yields minimal enamel loss[J]. J Dent Hyg, 2011, 85(4): 348-357.

3-7　电动牙刷是不是智商税?

电动牙刷现在已经走进越来越多的家庭，但关于该不该用电动牙刷，电动牙刷是不是智商税的争议一直没有停过，在讨论这个问题之前，我们先谈一谈："我们为什么要刷牙？"

很多人看到这里会说："你是不是傻，因为吃了东西后有食物残留啊！"

那我想追问一句，你晚上刷完牙后，睡了一觉起来，为什么又要刷牙，你应该没有梦游吃东西吧？所以，刷牙的本质并不只是清除食物残留，或者清新口气等，还有很重要的一点就是刷除牙菌斑。那么，什么是牙菌斑呢？

我们口腔里有着大量的细菌，一部分细菌会随着口水的吞咽被吞食进消化道，最终被胃酸消灭，还有一部分的"攀岩高手"会死死地贴在我们的牙齿表面，当这群"攀岩高手"聚集成团，连着一片，就形成了"牙菌斑"。

牙菌斑具有很强的"攀爬"能力，黏附性强，像我们牙齿和牙龈的交界处，牙齿的点隙窝沟内都是牙菌斑的好发之处，当我们口腔内有食物残留时，牙菌斑就会把这些食物残渣消化成"酸"，然后腐蚀我们的牙齿，造成龋齿。[1]有数据显示，龋齿是全世界最常见的感染性疾病之一，影响人数约有25亿。

这也是口腔科医生会反复向大家强调刷牙重要性的原因。

面对无时无刻不在形成的牙菌斑，控制其形成的一个关键措施就是认真刷牙。刷牙的关键不仅体现在刷牙的时间性上，还体现在刷牙的姿势和动作上。

"方法不对，一切白费。"

有的人早上起来迷迷糊糊或者赶时间，牙刷在嘴里随便划拉两下，还有的人刷得很认真，秉承着"大力出奇迹"的信仰，就像拉大锯一样卖力地横刷，结果就是要么没刷干净，要么十分损伤牙齿。

首先我们来看一下正确的刷牙方法，美国牙科协会推荐的巴氏刷牙法，是目前最有效的刷牙方法。

如果大家能日复一日，按着这样的标准姿势手动刷牙，那么其实无须使用电动牙刷，但事实上包括我身边的一些口腔科医生在内，许多人都很难保证自己能按照巴氏刷牙法刷牙，可能坚持不了多久，就变成了大部分时间敷衍了事，偶尔兴趣来了仔仔细细刷半天。

也正是基于这样的现实情况，电动牙刷应运而生，电动牙刷并不能刷得"一菌不染"，它设计上的最大意义在于它能

巴氏刷牙法

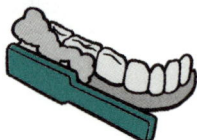

1.将刷头放在牙上，刷毛大约呈45°角指向根部，轻微加压，使部分刷毛进入牙龈沟内。

2.从后牙开始，两三颗牙一组，短距离水平颤动数次，然后将牙刷向牙冠处转动。再开始刷下一组。

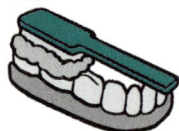

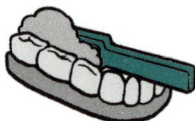

3.用2的方法刷后牙靠舌头的那面，注意每组之间要有些重叠的部分。

4.将刷头竖直放在牙面上，自上而下颤动，刷上前牙。

5.刷头依旧竖放，使刷毛接触下前牙牙龈缘，自下而上颤动。

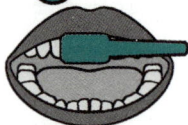

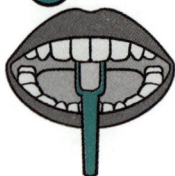

6.刷毛指向咬合面，稍作用力前后来回刷。

注意：每面至少刷30秒哟！

帮助我们更加容易地完成高质量的刷牙，所以说它是懒人神器也不为过。

　　电动牙刷最为基础的功能就是可以自动"颤动"，而且大部分电动牙刷都可以设置刷牙时长，设置完后你只需要缓慢移动牙刷，让它自己完成对每颗牙齿的清洁就好。而且使用电动牙刷也不会出现刷牙时长不够，或者手动刷牙时"虎头蛇尾"的情况。

　　当然对于电动牙刷，要选择适合自己的。如果是震动摩擦力太强，或者是刷毛太硬，可能会造成牙龈出血、牙齿敏感等问题。老年人牙龈比较脆弱，可以选用软毛牙刷。

参考文献：

[1]BECKER M R, PASTER B J, LEYS E J, et al. Molecular analysis of bacterial species associated with childhood caries[J]. J Clin Microbiol, 2002, 40(3): 1001-1009.

3-8
这些改善睡眠的小技巧，你知道吗？

应该不少人都经历过失眠的困扰，辗转反侧，调整了无数次睡觉姿势，头脑依然无比清醒，如果第二天还要上班或者学习，那么前一夜的失眠对第二天的影响毫无疑问是很大的，结果可能是第二天上班没精神，上课打瞌睡。

如果长期处于失眠状态，我们的大脑就相当于没有得到充足的休息，一直处于超负荷工作状态，也许白天你会看着很清醒，实际上你的大脑一直处于疲劳和混乱的状态，整个人会出现诸如记忆力减退、反应变慢、逻辑能力变差、没有精神等症状，甚至还会引发各种疾病，比如高血压、心肌梗死等，严重时还会导致猝死。[1]

12条可以改善睡眠质量的Tips（小贴士）：

1. 坚持规律的睡眠作息，保持生物钟稳定

每天尽量保持在大致相同或接近的时间上床入睡和醒来，良好的生物钟习惯有助于改善睡眠质量。有人总想着我周末用睡懒觉恶补一下睡眠，实际上对改善长期睡眠不足的状况

来说是无效的。就像吃饭一样，你不可能期待用周末的一顿大餐来弥补一周的营养缺乏，长此以往，后果将更加严重。

2. 避免深夜锻炼

很多人白天需要工作，只有晚上才有空锻炼身体。锻炼身体是好事，但应尽量把锻炼时间提前，特别是对本身就睡眠不好的人来说。运动让人体温升高，体温升高会抑制大脑分泌褪黑素，从而影响睡眠。

3. 建议白天增加室外运动

很多失眠或者有焦虑症的患者体内的多巴胺水平长期偏低，白天适度的运动有助于提高多巴胺分泌水平，促进晚上入眠。最佳运动时间是早晨或者下午4~5点，运动时间最好保持在30分钟以上，以身上微微出汗为合适。为什么建议在白天做室外运动呢？因为白天在室外可以沐浴到阳光，光照可以抑制褪黑素的分泌，使人白天保持清醒，精力充沛。

4. 避免睡前饱食和过量饮水

睡前饱食，容易增加胃肠负担，从而影响睡眠；过量饮水则会导致半夜起来去厕所，同样对睡眠影响很大。

5. 避免咖啡因和尼古丁的摄入

含有咖啡因的食品和饮料，常见的有巧克力、可乐、咖啡、茶。尼古丁主要是在烟草中。这些都有一定的兴奋作用。

6. 睡前避免饮酒

这条肯定有人困惑，心想喝酒后有醉意不是会容易入睡吗？事实上，酒精所引起的睡眠模式与正常睡眠差别很大，主要表现为睡眠片段化、深睡减少、浅睡增加等，即使是睡醒了也没有精神饱满的感觉。除了影响睡眠质量，酒精还容易引起睡眠呼吸障碍。[2]如果原本就有打鼾或者睡眠呼吸暂停的话，饮酒后睡眠的危险后果就可想而知了。

7.创造一个没有光源并且凉爽的睡眠环境

光亮会抑制褪黑素的分泌，影响睡眠，睡觉时应关闭电视、手机、电灯等光源。另有研究表明，18℃左右的温度是进入睡眠最佳的温度。

8.学会睡前放松

洗完热水澡后，体温的下降有助于人感到困倦。当人处于紧绷的状态时，是很难入眠的，可以早点结束学习或者工作，为睡前保留一段放松的时间，比如通过听一些轻音乐让大脑在睡前几小时处于放松状态，就有助于快速入睡和提高睡眠质量。

9.采用正确的午休方式

午休是一个不错的习惯，午休时间建议控制在45分钟以

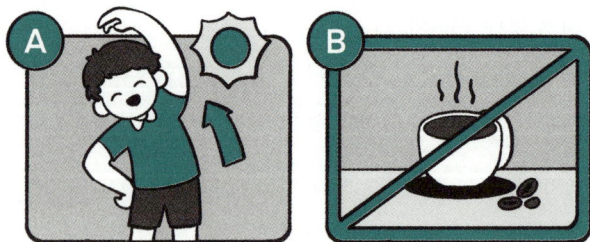

白天增加室外运动和少喝咖啡都有助于改善睡眠

内。因为45分钟内人尚未进入深度睡眠，从这个睡眠阶段醒来会感觉精力充沛。[3]如果午睡时间过长，从深度睡眠中醒来，则仍会感到困倦，影响白天的工作和学习状态。另外，下午3点以后尽量不要再睡了，白天睡眠时间过长或者睡得过晚，会导致晚上难以入睡。

10. 保持正确的睡眠姿势

建议仰卧或者侧卧，不要俯卧，俯卧位的睡眠姿势会对重要器官产生不必要的压力。

11. 选择舒适的床上用品

建议选择软硬适中的床垫，以及让自己舒服的枕头、床单、被褥。

12. 以上方法无效时

如果在床上躺了半个小时，换了N个姿势，辗转反侧，还是睡不着，建议做点别的事情，让睡意来袭，有助于自然入睡。这里"别的事情"特指枯燥的事情，不要做打游戏之类反而会让自己更兴奋的事。

长期低质量的睡眠，会使人降低免疫力和记忆力，同时增加心血管疾病、糖尿病、癌症等疾病的患病风险，还容易让人出现抑郁、暴躁等心理问题，必要时建议去医院就诊。

参考文献：

[1] MedlinePlus. Healthy Sleep[EB/OL]. (2017-05-05). https://medlineplus.gov/healthysleep.html.

[2] EBRAHIM I O, SHAPIRO C M, WILLIAMS A J, et al. Alcohol and sleep I: effects on normal sleep[J]. Alcohol Clin Exp Res, 2013, 37(4):539-549.

[3] 赵大勇, 符明秋, 汤永隆,等. 关于午睡研究的概述[J]. 心理科学进展, 2009, 17(2):421-425.

3-9

感冒药可以治愈感冒吗？

　　感冒分为两种：普通感冒和流行性感冒。我们常说的"感冒"一般都是指普通感冒，是上呼吸道感染最常见的一个类型，主要症状有打喷嚏、鼻塞、流清水样的鼻涕、咽部充血等等。

　　很多人在感冒后，第一时间想的都是：赶紧吃点感冒药，这样可以早点痊愈。

　　如果吃感冒药的目的是缓解症状，让自己舒服点，那是没问题的；但如果目的是通过吃感冒药来让自己早点痊愈，那估计难了。

　　因为，现在全世界都没有研发出能够治愈感冒的感冒药。

　　普通感冒主要是由病毒引起的，比如鼻病毒、冠状病毒、呼吸道合胞病毒等等，所以要想治好感冒，感冒药里应该有能有效杀灭这些病毒的特效成分。但遗憾的是，由于导致普通感冒的病毒及血清型众多，且核糖核酸（RNA）病毒变异频繁，所以目前既没有研发出相关的预防性疫苗，也没有生产出专门针对普通感冒病毒的特异性感冒药，[1]也就是说，吃了就能杀死感冒病毒，进而让人早点痊愈的感冒药，并不存在。

可能有人会问了，既然感冒药不能治愈感冒，那么感冒是怎么好的？

答：自己好的……

没跟大家开玩笑，这是真的。因为普通感冒属于自限性疾病，大部分人会在感染后的10~12小时出现症状，2~3天达到高峰，然后症状慢慢开始减轻，7~10天基本可以痊愈，少部分人可能会持续3周或者更长时间。

也就是说，对大部分人来说，吃了感冒药1周就好了，没吃感冒药7天就好了。

那感冒药的诞生就没有意义了？并非如此。

目前在医学界，针对感冒的治疗原则，是以缓解症状、充分休息、适当补水、预防细菌感染为主。这里的"症状"就是指感冒病毒引起的打喷嚏、鼻塞、流涕等各种不适，感冒药的作用就是缓解这些不适症状，虽然看起来似乎有些"治标不治本"，但症状的缓解可以让我们以一个更加舒适的状态去等待机体免疫系统打败病毒。另外，感冒的人免疫力较差，还可能继发细菌感染。如果在这期间让细菌或者病毒占了上风，还

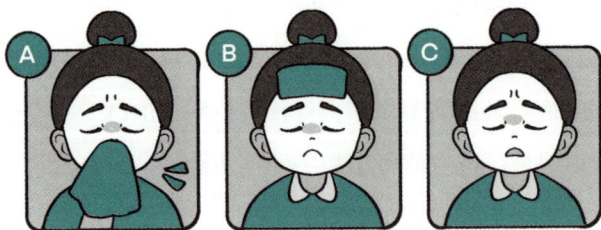

咳嗽、发热、鼻塞是普通感冒的常见症状

可能引发心肌炎、肺炎。[2]

　　而在使用感冒药方面，很多人以为所有感冒药都一样，只是生产厂家不同，实际上现在市面上大部分感冒药都是复合制剂，其包含的成分是非常丰富的，一般来说，大部分的感冒药常用的复方制剂成分主要有6种（并不一定6种成分都有）：

　　1.退热成分；

　　2.减充血剂；

　　3.抗组胺成分；

　　4.镇咳成分；

　　5.祛痰成分；

　　6.其他成分。

　　这也是因为感冒症状往往不是单一的，而是多个症状的组合，比如咳嗽、咳痰、发热、鼻塞、咽痛等等。

　　所以，大部分感冒药都会由多种成分组成，从而达到对症的效果，有的感冒药以上成分都有，有的感冒药只有其中一部分成分。

　　如果你选择的感冒药里添加了退热成分，那么就具备一定的退热作用；添加了镇咳成分，就能在一定程度上改善咳嗽……（作用强弱还要看具体成分的含量多少）

　　如果是儿童用药，应该尽量使用单方试剂。避免重复用药，以及不恰当的联合用药和盲目用药等问题，比如给没有发热的患儿服用含退热成分的感冒药，或者给发热患儿服用含退热成分的感冒药的同时又联合使用退热药。用药超量，容易增加潜在不良反应。

表3　普通感冒市售常用复方制剂的组分

药品名称	退热药	减充血剂（D）	抗组胺药（A）	镇咳药	祛痰药	其他成分
惠菲宁	—	盐酸伪麻黄碱	马来酸氯苯那敏	氢溴酸右美沙芬	—	—
澳特斯	—	盐酸伪麻黄碱	盐酸曲普利啶	福尔可定	愈创木酚甘油醚	—
艾畅	—	盐酸伪麻黄碱	—	氢溴酸右美沙芬	—	—
艾舒	—	盐酸伪麻黄碱	—	—	愈创木酚甘油醚	—
奥亭	—	盐酸麻黄碱	马来酸溴苯那敏	磷酸可待因	愈创木酚甘油醚	—
奥斯灵	—	盐酸伪麻黄碱	马来酸氯苯那敏	福尔可定	—	—
福必安	—	盐酸麻黄碱	—	福尔可定	愈创木酚甘油醚	—
新泰洛其	—	盐酸麻黄碱	盐酸曲普利啶	磷酸可待因	愈创木酚磺酸钾	—
新康泰克（蓝装）	—	盐酸伪麻黄碱	马来酸氯苯那敏	—	—	—
惠菲芬	布洛芬	盐酸伪麻黄碱	马来酸氯苯那敏	—	—	—
新康泰克（红装）	对乙酰氨基酚	盐酸伪麻黄碱	马来酸氯苯那敏	氢溴酸右美拉芬	—	—
泰诺酚麻美敏混悬液	对乙酰氨基酚	盐酸伪麻黄碱	马来酸氯苯那敏	氢溴酸右美拉芬	—	—
泰诺酚麻美敏片	对乙酰氨基酚	盐酸伪麻黄碱	马来酸氯苯那敏	氢溴酸右美沙芬	—	—

续表

药品名称	退热药	减充血剂（D）	抗组胺药（A）	镇咳药	祛痰药	其他成分
日夜百服咛（日片）	对乙酰氨基酚	盐酸伪麻黄碱	—	氢溴酸右美拉芬	—	—
日夜百服咛（夜片）	对乙酰氨基酚	盐酸伪麻黄碱	马来酸氯苯那敏	氢溴酸右美拉芬	—	—
白加黑（白片）	对乙酰氨基酚	盐酸伪麻黄碱	—	氢溴酸右美拉芬	—	—
白加黑（黑片）	对乙酰氨基酚	盐酸伪麻黄碱	盐酸苯海拉明	氢溴酸右美拉芬	—	
快克	对乙酰氨基酚	—	马来酸氯苯那敏	—	—	盐酸金刚烷胺，人工牛黄，咖啡因
纳尔平	对乙酰氨基酚	盐酸甲基麻黄碱	马来酸氯苯那敏	氢溴酸右美拉芬	愈创木酚磺酸钾	核黄素磷酸钠，无水咖啡因
臣功再欣	布洛芬	—	马来酸氯苯那敏	—	—	葡萄糖酸锌
康普力星	对乙酰氨基酚	—	马来酸氯苯那敏	—	—	人工牛黄
康裕登通	对乙酰氨基酚	盐酸甲基麻黄碱	马来酸氯苯那敏	氢溴酸右美拉芬	愈创木酚磺酸钾	咖啡因
瑞可	对乙酰氨基酚	盐酸甲基麻黄碱	马来酸氯苯那敏	氢溴酸右美拉芬	愈创木酚甘油醚	—
安贝特	对乙酰氨基酚	—	马来酸氯苯那敏	—	—	人工牛黄，咖啡因

续表

药品名称	退热药	减充血剂（D）	抗组胺药（A）	镇咳药	祛痰药	其他成分
好娃娃	对乙酰氨基酚	—	马来酸氯苯那敏	—	—	盐酸金刚烷胺，人工牛黄，咖啡因
儿童小白糖浆	对乙酰氨基酚	盐酸伪麻黄碱	—	无水氢溴酸右美拉芬		—
时美百服咛	对乙酰氨基酚	盐酸伪麻黄碱	—	—	—	—
儿童灵诺	对乙酰氨基酚	盐酸伪麻黄碱	—	氢溴酸右美沙芬	—	—
祺尔百服咛	对乙酰氨基酚	盐酸伪麻黄碱	马来酸氯苯那敏	氢溴酸右美拉芬	—	
复方氨酚愈敏口服溶液	对乙酰氨基酚	盐酸甲基麻黄碱	马来酸氯苯那敏	—	愈创木酚磺酸钾	咖啡因
联邦菲迪乐	对乙酰氨基酚水杨酰胺	盐酸伪麻黄碱	盐酸曲普利啶	—	—	咖啡因
惠菲通	—	—	—	—	愈创木酚甘油醚盐酸溴己新	—
易坦静	—	—	—	—	盐酸氨溴索	盐酸克仑特罗
西可奇	—	—	—	磷酸可待因	桔梗流浸膏	—

续表

药品名称	退热药	减充血剂（D）	抗组胺药（A）	镇咳药	祛痰药	其他成分
史达功或华芬	—	—	—	氢溴酸右美沙芬	愈创木酚甘油醚	—
复方甘草合剂	—	—	—	—	复方樟脑酊，甘草流浸膏，愈创木酚甘油醚	浓氨溶液，甘油
镇咳宁糖浆	—	盐酸麻黄碱	—	—	甘草流浸膏，桔梗酊	酒石酸锑钾，桑白皮酊
可愈糖浆	—	—	—	磷酸可待因	愈创木酚甘油醚	

图源：中国儿童普通感冒规范诊治专家共识（2013年）

参考文献：

[1]陆权,安淑华,艾涛,等.中国儿童普通感冒规范诊治专家共识(2013年)[J].中国实用儿科杂志,2013,28(9):680-686.

[2]林江涛.普通感冒规范诊治的专家共识[J].中华内科杂志,2012,51(4):330-333.

3-10

哪些药服用后不能饮酒？

"兜里放头孢，一劝酒就掏。"

大家都知道吃了头孢类抗生素后不能饮酒，否则很容易引起"双硫仑样反应"。

双硫仑（disulfiram）本身是一种戒酒药物，服用该药后，即使你喝了一丁点酒，身体也会产生严重不适感，从而达到戒酒的目的。

但除了双硫仑外，日常生活中经常接触到的头孢也会引起类似反应，双硫仑样反应的具体表现和喝醉后的样子非常相似，主要是面部潮红、眼结膜充血、视觉模糊、搏动性头痛、头晕，以及恶心、呕吐、大汗、口干。[1]所以，大家很容易以为出现双硫仑反应的人只是喝多了，从而没能在第一时间送去抢救。

很多人是到了进一步出现胸痛、急性心衰、呼吸困难、急性肝损伤，甚至意识丧失，才被送往医院，但一旦错过最佳抢救时间，很容易导致死亡。

除了头孢类的抗生素外，服用以下几种药物后，也不建议饮酒：

1.抗菌药物

除了头孢类抗生素，能引起双硫仑样反应的抗菌药物还有很多，包括常见的硝基咪唑类药物（甲硝唑、替硝唑）、硝基呋喃类（呋喃妥因、呋喃唑酮）。而像抗真菌药，如酮康唑、咪康唑，与酒精同用还会增加发生肝毒性的风险。

2.感冒药

大部分感冒药都含有对乙酰氨基酚，具有一定肝毒性。酒中的乙醇可增加对乙酰氨基酚的肝毒性，二者共同摄入有引起肝衰竭的风险。[2]

3.降压药

在服用降压药比如利血平、卡托普利、心痛定、硝苯地平、肼苯达嗪、地巴唑期间饮酒，可产生协同作用（因为乙醇本身就有一定扩张血管的作用），增加低血压发生的风险。

4.降糖药

在服用二甲双胍、优降糖、降糖灵、甲苯磺丁脲、格列苯脲、胰岛素等降血糖药期间，不能同时饮酒，因为酒精具有增强药效的作用。服药后饮酒可引起头昏、心慌、出冷汗、手发抖等低血糖反应，严重者甚至会诱发低血糖性休克，危及生命[3]。

5.镇静催眠药

某些失眠的人可能需要服用镇静催眠药，如地西泮、艾司唑仑、佐匹克隆、苯巴比妥等，如果同时大量饮酒，可导致呼吸抑制，甚至危及生命。

6.抗抑郁药

服用抗抑郁药和饮酒都会延缓中枢神经系统的运行，影响大脑的功能和思维能力，两者结合在一起更容易降低患者的判断能力、身体协调能力和反应能力，甚至还会导致抑郁症的症状恶化。像单胺氧化酶抑制剂（如吗氯贝胺）这类药物还会与酒精发生交互作用，引起血压升高，因此服用抗抑郁药的患者应避免饮酒。

当然，如果大家觉得药种类太多，不好记，很简单，只需要记住"吃药不喝酒"就好！

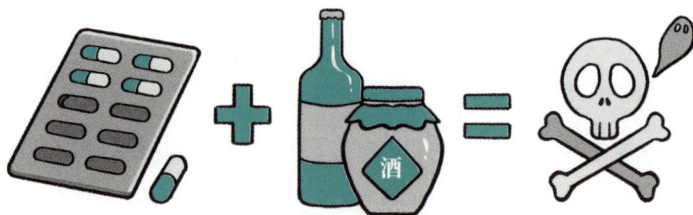

吃药不喝酒

参考文献：

[1]王晓燕,郄俊兰.双硫仑反应的原因分析及护理对策[J].世界最新医学信息文摘,2016,16(83):233.

[2]张楠,赵侠,周颖,等.乙醇与药物相互作用的研究现状[J].中国临床药理学杂志,2017,33(4):381-384.

[3]刘雅娟,徐宏,刘鑫,等.我院131份药品说明书【药物-乙醇相互作用】信息标注情况调查[J].中国药房,2018,29(13):1845-1849.

3-II

♥

如何挑选牙膏？

应该有不少朋友每次去超市挑选牙膏时，面对琳琅满目、宣传着各种功效的牙膏，都会产生一个困惑——究竟该怎么选择？

有些人可能在自己没有太大牙齿问题时会优先考虑美白牙膏，如果最近时不时有牙龈出血就会考虑止血牙膏，还有些人可能更在意品牌或者哪个牙膏颜值高。

我曾经就用过很长一段时间的美白牙膏，结果发现牙齿并没有像宣传的那样"一键变白"。美白牙膏的设计原理主要还是通过物理摩擦对牙齿表面进行清洁美白，比较有限地去除外源性着色。但对于时间久、附着力强，甚至已经渗入牙釉质内部的外源性着色以及内源性着色来说，美白牙膏可以达到的效果就十分微弱了。另外，如果你仔细观察，会发现一部分美白牙膏的膏体是蓝色的，或者有蓝色条状交替，这种蓝色膏体和我们微微泛黄的牙齿接触结合后，也可以从视觉上达到短暂美白的效果。

回归牙膏的本质，其实它就是清洁产品，并不是药品，它最基础和最根本的成分就是其中的摩擦剂和表面活性剂。[1]对于牙齿表面较浅的外源性着色，这两种成分就可以轻松搞定。

再说说止血牙膏，止血牙膏里添加的止血成分主要是对症的，其仅能暂时缓解出血问题，如果牙龈出血的"内因"没有解决，那么就可能继续出血。不少人之所以会断断续续地牙龈出血，可能是牙龈发炎，也有可能是患有血液系统疾病，这种情况应该及时到口腔科寻求专业人士帮助，避免因为自行使用止血牙膏暂时止血而掩盖了病情，进而导致病情加重。

特别强调这两点的目的并不是说这两种牙膏就不能选择，而是说大家不必把这两点当作挑选牙膏时的必选项而深信不疑。

更有甚者，一些不良商家的宣传非常夺人眼球，像"去牙石牙膏""抗幽门螺杆菌牙膏"，这属实是忽悠大众了!

我个人选择牙膏时，会重点看看成分里是否含氟。因为

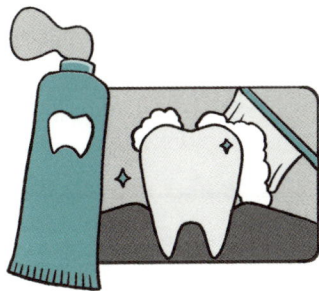

牙膏中的摩擦剂和表面活性剂可以去除牙齿表面
较浅的外源性着色

氟不仅能减少细菌在牙齿上的黏附，还能抑制龋齿。目前，含氟牙膏在一些国家的广泛使用显著降低了龋齿患病率。[2]可能有人担心含氟牙膏用多了会不会氟中毒，事实上一款合格的牙膏产品中氟的剂量非常安全，远远达不到能使人中毒的程度。

中华口腔医学会就明确表示，使用含氟牙膏刷牙可以有效预防龋病。《中国居民口腔健康指南》也指出，使用含氟牙膏刷牙是安全、有效的防龋措施。

儿童能用含氟牙膏吗?

建议小孩在长牙齿后，每天使用含氟牙膏刷牙2次，每次2分钟。特别需要注意的是，6岁以下的儿童需要在家长监督下使用。

3岁以下儿童：每次使用米粒大小的含氟牙膏，使用时薄薄涂抹在牙刷表面。

3至6岁的儿童：每次使用豌豆大小的含氟牙膏。

7岁以上的儿童和成人：每天2次，每次使用长度约1厘米的含氟牙膏（含氟浓度>0.1%）[1]。

参考文献:

[1]赵晓一,潘洁.美白牙膏去除人离体牙咖啡及茶渍效果的比较研究[J/OL].中华口腔医学研究杂志(电子版),2020,14(1):19-23.[2024-07-07].https://zhkqyxyjzz.cma-cmc.com.cn/CN/10.3877/cma.j.issn.1674-1366.2020.01.005.

[2]冯希平.口腔预防医学[M].7版.北京：人民卫生出版社,2020:95-97,65.

3-12

流感高发季如何应对？

　　每年10月到次年3月都是流行性感冒（以下简称"流感"）的高发季。流感是由流感病毒引起的急性呼吸道疾病。其实，流感病毒包括甲、乙、丙、丁四种类型。目前，感染人的主要是甲型流感病毒中的H1N1、H3N2亚型和乙型流感病毒中的Victoria和Yamagata系。实际上丙型流感病毒也可以引起流感，只是相较前两者更少见。[1]

　　要想预防流感，我们首先要知道它是怎么传播的？流感患者和隐性感染者是主要的传染源。流感病毒主要通过呼吸道分泌物传播，比如你身边的人刚好在打喷嚏、咳嗽，或者和你交谈，就可能造成传播；接触了被污染物体也可能造成传播。所以，去人群密集的地方时，佩戴口罩、勤洗手依然是基础且有效的防护措施。注意：这里佩戴口罩的建议，也适用于流感患者本人，这样可以大大减少飞沫传播对他人的感染。

　　一般来说，接种流感疫苗能预防相应亚型的流感病毒感染。除此之外，一般人群都属于流感病毒的易感人群。大多数人的流感都属于自限性感染，也就是说一段时间后会靠自身免疫力把病毒清除掉，但也有部分人在感染流感病毒后会发展成重症。这部分人主要包括：

（1）年龄在5周岁以下的儿童（2岁以下的儿童更容易有严重的并发症）；

（2）65岁及以上的老年人；

（3）肥胖者（体重指数，即BMI＞30 kg/m²）；

（4）同时患有慢性病如心血管疾病（不包括高血压）、慢性呼吸系统疾病（如哮喘、慢性阻塞性肺病）、免疫功能抑制、恶性肿瘤等；

（5）妊娠及围产期妇女。[1]

对于这部分人，一旦出现流感样症状，一定要提高警惕，尽早就诊并接受抗病毒治疗。

从症状上来看，甲型和乙型流感病毒感染是比较接近的，很难从症状上进行区分，基本可以归纳为"一热二痛三乏力"。简单来说就是：发热，头痛或肌肉酸痛，全身乏力。但

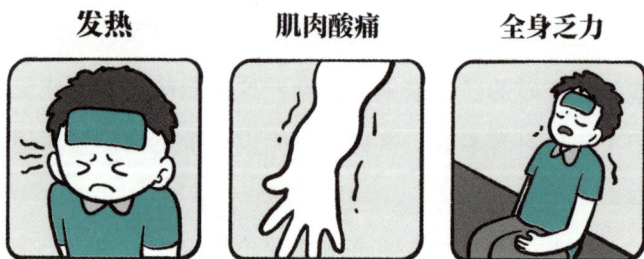

流感病毒感染的常见症状

儿童的发热程度一般高于成人，部分乙流患儿会出现胃肠道症状，比如呕吐、腹泻等。

治疗上，对于发热、头痛或肌痛等症状，可以对症采用对乙酰氨基酚或非甾体类抗炎药（比如布洛芬），二选一即可，不推荐交替使用或者同时使用。抗病毒药物的选择方面，最常用的应该就是奥司他韦，不同年龄段剂量并不相同，建议在医生指导下服用。

那么流感能做到提前预防吗？当然可以。

（1）疫苗接种：接种流感疫苗是目前预防流感最有效的手段。《流行性感冒诊疗方案（2020 年版）》推荐6月龄至 5 岁儿童、6月龄以下儿童家庭成员和看护人员、孕妇、60 岁及

接种疫苗　　　　遵医嘱用药

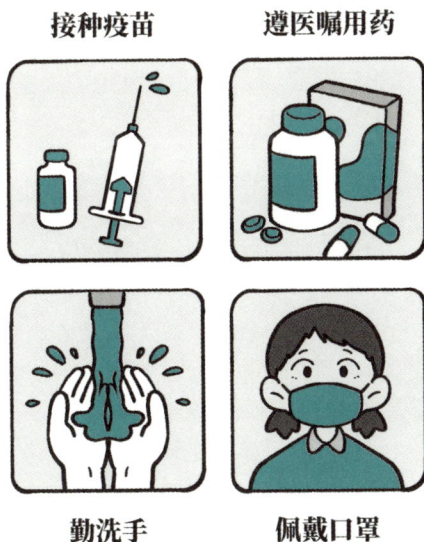

勤洗手　　　　佩戴口罩

如何预防流感

以上老年人、医务人员和慢性病患者等重点人群优先接种流感疫苗。

（2）药物预防：可使用奥司他韦或扎那米韦等，但药物预防并不能代替疫苗接种。

（3）日常预防措施：保持良好的个人卫生习惯是预防呼吸道传染病的重要手段。勤洗手，尽量避免用手触摸眼睛、鼻子和口；保持环境清洁，在流感流行季节尽量少到人群密集的场所，如果必须去最好佩戴口罩。

参考文献:

[1]国家卫生健康委员会,国家中医药管理局.流行性感冒诊疗方案(2020年版)[J].传染病信息,2020,33(5):385-390.

3-13
盲目止咳比咳嗽本身危害更大

咳嗽，想必大家都不陌生。不知道你是否有这样的想法，开始咳嗽之后，就想着："嗯，我该吃点止咳药了！"其实，咳嗽本身并不是什么坏事，特别是在有痰的情况下，并不建议盲目止咳。

咳嗽是一种机体自我保护或者说自我清洁的机制。在感染呼吸道病原体后，我们的机体与这些病原体战斗后，会在气道里留下一些炎症和坏死细胞，而清理这些坏死细胞时，就会对气道产生一定刺激，激发出咳嗽的症状。咳嗽的过程中，这种气流是有利于将痰液等气道内的分泌物排出来的。

如果有痰咳不出来，堵在气道里，那么这才是我们最应该担心的。所以，我们每次查房时，并不怕病人咳嗽，最怕的是病人有痰却没有呛咳反射，或者不会咳痰。气道里的痰液排不出来，堆积在气道里，甚至形成痰栓，是很容易导致肺不张和肺部感染等各种问题的。

其实，根据咳嗽持续的时间，成人咳嗽通常可分为 3 类：急性咳嗽（<3 周）、亚急性咳嗽（3~8 周）和慢性咳嗽

（>8 周）[1]。引发急性咳嗽的常见原因是病毒感染导致的感冒。轻度咳嗽不需要进行镇咳治疗，但频繁咳嗽或剧烈干咳影响睡眠和休息时，就需要进行镇咳治疗了。

我们常说"祛痰镇咳"，其实"祛痰药"和"镇咳药"是两类药。大部分祛痰药物实际上是"化痰"的，就是让黏稠的痰液溶解或者稀释，变得更加稀薄，没那么黏稠，从而更容易咳出来。而镇咳药则是通过作用于神经，减少咳嗽的动作。

比如乙酰半胱氨酸和愈创甘油醚都是祛痰药，其作用机制就是降低痰液的黏度。如果没什么痰，而是以干咳为主，可以考虑用右美沙芬，这种药的主要功能就是镇咳。

家里小孩经常咳嗽，有没有可能跟家里有人抽烟有关呢？

答案是有关！据统计，在父母有抽烟习惯的家庭中，年龄小于11岁的儿童中约有50%有经常咳嗽的病史。[2]并且，吸烟环境与儿童呼吸道感染、咳嗽和哮喘都有关。[3]因此，为了孩子的健康着想，还是要尽量让家里成为"无烟区"。

在儿童咳嗽中，由于滥用镇咳药而引发不良反应的问题是需要引起格外重视的。市面上一些中枢性镇咳药主要通过抑

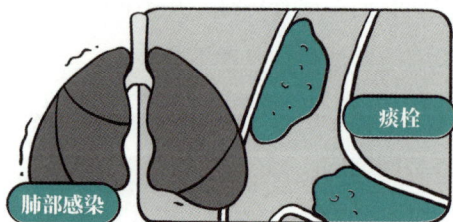

有痰咳不出的危害

制神经系统的咳嗽中枢起到镇咳的作用，长期服用会带来肝肾功能的损伤。鉴于镇咳类药物对病情的掩盖作用和潜在的副作用，《中国儿童咳嗽诊断与治疗临床实践指南（2021版）》不推荐急性咳嗽患儿常规使用镇咳药。[3]

最后，附上咳嗽程度评分表[1]。请阅读下面的问题，并根据当前的咳嗽情况在相应的地方打钩。如果您正处于咳嗽阶段，可以用这个评分表来评估咳嗽的严重程度和恢复情况，分数越高表示咳嗽程度越重。

咳嗽程度评分表

问题条目	无	很少	有一些	经常	频繁
1.您白天有咳嗽吗？	1	2	3	4	5
2.您会因咳嗽而影响睡眠吗？	1	2	3	4	5
3.您有剧烈咳嗽吗？	1	2	3	4	5
4.您会因咳嗽影响工作、学习和日常活动吗？	1	2	3	4	5
5.您会因咳嗽而焦虑吗？	1	2	3	4	5

注：这里的白天指晨起至入睡前这段时间。

参考文献:

[1] 中华医学会呼吸病学分会哮喘学组. 咳嗽的诊断与治疗指南(2021)[J]. 中华结核和呼吸杂志,2022,45(1):13-46.

[2] CHARLTON A. Children's coughs related to parental smoking[J]. Br Med J (Clin Res Ed),1984,288(6431):1647-1649.

[3] 中华医学会儿科学分会临床药理学组,国家儿童健康与疾病临床医学研究中心,中华医学会儿科学分会呼吸学组,等. 中国儿童咳嗽诊断与治疗临床实践指南(2021版) [J] . 中华儿科杂志,2021,59(9) :720-729.

3-14
♡ 人人都要掌握的"海姆立克法"

　　医院的急诊科每年都会接诊不少因食物误入气管引起窒息的患者。为什么食物不"按部就班"地进入食管，而会误入气管呢？而且，大家有没有发现，我们在吃饭的时候说话就特别容易发生食物进入气管的情况。要问答这个问题，还得从我们的生理结构说起。

　　大部分情况下，我们正常吃东西时，食物都只会进入食管，而不会进入气管。这是因为我们的气管上方有一个叫"会厌"的结构，很像踩踏式垃圾桶上方的那个盖子。我们不

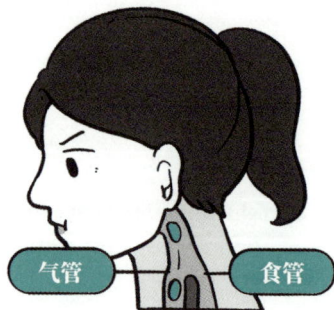

食物进入气管示意图

说话时，它会把我们的气管给盖着，保护气管，避免食物进入气管。所以吞咽后，食物一般只会进入食管，而不会进入气管。

但是，在我们说话的时候，为了保障发音功能，会厌就会打开，方便更大的气流量的进出。气管失去了会厌的保护，就像踩踏式垃圾桶的盖子完全被打开了。如果同时正在吞咽食物，食物就容易进入气管。这就是为什么吃饭时说话更容易呛咳，食物更容易进入气管的原因。

如果食物卡在气道引起完全堵塞，则可能引起窒息；如果卡在支气管，则可能导致一侧的肺不张甚至肺感染。如果发现有人出现了误吸，则需要立刻采取海姆立克法进行急救，同时拨打120寻求帮助。

海姆立克法的原理是利用肺里面残留的气体形成气流，借助这股气流冲出异物。[1]需要注意的是，针对不同对象，海姆立克法的操作方法是有所不同的。

1.成人及1岁以上儿童——"剪刀、石头、布"

1）施救者站立在患者背后，双手环抱其腰部；

2）剪刀：一手两指并拢，放在肚脐眼上方；

3）石头：另一手紧握拳头，放在脐上两横指的位置；

4）布：剪刀手变成布，包住拳头；

5）然后快速用力向后上方冲击上腹部，大约每秒挤压1次，直到异物排出。[2]

2.1岁以内的婴儿

1）使婴儿呈"头低屁股高"的姿势，其身体放置在施救者手臂上并倚靠在施救者膝盖上；

2）背部拍击：施救者手臂贴着婴儿前胸，一只手卡在其下颌骨位置，另一只手在其背部肩胛骨之间用掌根向前下方拍击，拍5次；

3）胸部冲击：再将婴儿翻过来，双指对婴儿胸骨下半段（乳头连线下缘）进行冲击，连续5次；

4）如果异物没有排出，再翻过去，两种手法交替使用。[2]

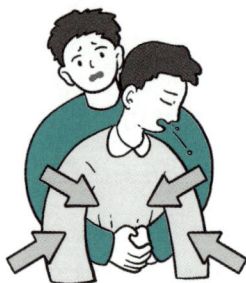

海姆立克法示意图

3.自救（如果发生误吸时旁边没有别人，也可以自救）

1）弯腰靠在一个已经固定的水平物体（比如椅子靠背或扶手栏杆）的边缘；

2）以靠背边缘压迫上腹部，快速向上冲击，直到排出异物。[2]

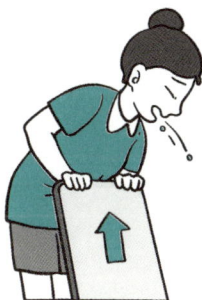

海姆立克法自救图

需要注意的要点：

1.食物卡住喉咙的时候不要用手去抠，越抠越容易情绪紧张，异物反而容易向深处走；

2.海姆立克法并不适用于鱼刺卡喉咙的情况，此时最好尽快到医院就诊；

3.不要在孩子哭闹时给孩子喂食，尽量让其细嚼慢咽、安静进食；

4.如果患者已经意识丧失，需要尽快进行心肺复苏。

参考文献:

[1] PERKINS GD,OLASVEENGEN TM,MACONOCHIE I,et al. European resuscitation council guidelines for resuscitation:2017 update[J]. Resuscitation,2018,123:43-50.

[2] 中国老年保健协会第一目击者现场救护专业委员会. 现场救护第一目击者行动专家共识[J]. 中华急诊医学杂志,2019,28(7):810-823.

3-15

为什么着凉后容易感冒？

一到冬天或者骤然降温，我们最常听见的一句话就是"注意保暖，别着凉感冒了"，甚至这种强关联性，让一些人直接把着凉和感冒画上了"等号"，似乎引起感冒的病因就是"着凉"。

首先，我们来明确一下"着凉"和"感冒"的定义。

这里的"着凉"是指因为没有对身体做相应的保暖，比如睡觉没盖被子或者衣服穿少了，让身体感觉到冷，并表现出打喷嚏、流鼻涕、打寒战等"冷"的反应。

这里的"感冒"是指普通感冒，各种指南上也写得很清楚，引起感冒这种局限于上呼吸道的疾病的病原体，其实主要是各种"病毒"，比如鼻病毒（rhinovirus，RhV）就可以导致感冒，[1]而且在可以引起感冒的各种病原体中，它的占比可以达到50%，目前鉴定出来的不同血清型的鼻病毒有100多种。[2]

既然感冒是病毒引起的，为什么大部分人在着凉后却更容易感冒呢？

感冒病毒有两种主要的传播方式：

一是接触传播。比如，被污染的手指直接接触鼻黏膜或眼结膜从而造成传播。

二是飞沫传播。比如，鼻腔吸入了感染者打喷嚏或咳嗽时散播的飞沫，或者感染者打喷嚏排出的飞沫直接飞落到其他人的鼻黏膜或眼结膜上。

所以，无论哪种传播方式，鼻腔往往都是我们抵御或者接触病原体的第一站。

一般情况下，我们的鼻腔在吸入病原体后会产生先天性免疫反应，并释放出大量的细胞外囊泡（EVs）到黏液中，对病原体进行包围攻击，从而发挥免疫作用。但有相关研究发现，当温度降低时，这种鼻腔内的免疫反应会受到抑制。鼻腔分泌的细胞外囊泡数量会减少，抗病毒的能力会随之减弱，因此在寒冷的环境中，就更容易发生鼻病毒的感染，患上感冒。[3]

另外，来自耶鲁大学的研究则发现，大多数鼻病毒在33~35℃的低温下比在核心体温（37℃）下增殖得更快。[4]

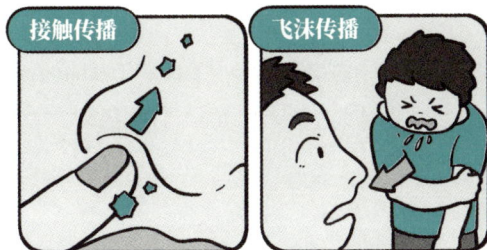

感冒病毒的传播方式

佩戴口罩的好处

所以，从这个角度来说，冬天佩戴口罩，一方面可以通过口罩的过滤作用，更好地抵御病原体；另一方面，也像是给鼻子穿了件小外衣，一定程度上能起到鼻腔保暖的作用。

参考文献:

[1] FASHNER J,ERICSON K,WERNER S. Treatment of the common cold in children and adults[J]. Am Fam Physician, 2012,86(2):153-159.

[2] ALLAN G M,ARROLL B. Prevention and treatment of the common cold:making sense of the evidence[J]. CMAJ, 2014,186(3):190-199.

[3] HUANG D,TAHA M S,NOCERA A L,et al. Cold exposure impairs extracellular vesicle swarm-mediated nasal antiviral immunity[J]. J Allergy Clin Immunol, 2023,151(2):509-525.e8.

[4] FOXMAN E F,STORER J A,FITZGERALD M E,et al. Temperature-dependent innate defense against the common cold virus limits viral replication at warm temperature in mouse airway cells[J]. Proc Natl Acad Sci U S A, 2015,112(3):827-832.

3-16
在家意外烫伤？"五字口诀"请记住！

由烧烫伤关爱公益基金提供的数据显示，我国每年发生烧烫伤的人数约有2600万，其中儿童占30%以上，且多为6岁以下的儿童。[1]一碗热汤、一杯热水，本是生活中常见的事物，但其几秒就可能引起烫伤。此外，每年春节前后，被烟花炸伤和烫伤的病人数量也不在少数。如果处理不当，加重损伤，甚至会落下残疾。

烫伤是由高温液体、固体和蒸汽等所致的组织损伤，属于烧伤的一种。根据症状对烧伤深度进行评估，可以将烧伤分为四个等级[2-3]，大家也可以对照看看你所经历过的烫伤属于

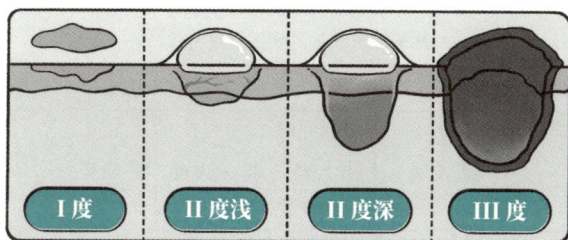

| Ⅰ度 | Ⅱ度浅 | Ⅱ度深 | Ⅲ度 |

一至三度烧伤的级别

那个级别。

1. Ⅰ度烧伤（红斑性）

累及表皮层等，局部似红斑，轻度红肿、干燥、无水疱，感觉疼痛，一般3~5天愈合，不会留瘢痕。

2. 浅Ⅱ度烧伤（水疱性）

累及真皮浅层，有较大水疱，局部红肿，创面湿润，创面底部呈艳红色，疼痛剧烈。如无感染，一般1~2周愈合，不会留瘢痕。

3. 深Ⅱ度烧伤（水疱性）

累及真皮深层，水疱较小，创面底部水肿明显，有时可见细小血管，疼痛剧烈。一般3~4周愈合，会留瘢痕。

4. Ⅲ度烧伤（焦痂性）

累及整个皮肤层，甚至肌肉和骨骼等。创面苍白或焦黄炭化，干燥，疼痛消失，感觉迟钝。3~4周焦痂脱落，需植皮后愈合，会遗留瘢痕，甚至畸形。

烫伤的痊愈情况与烫伤后能否得到正确的施救密切相关。正确的操作，能最大程度地减少烫伤造成的损害。

基于临床表现的烧伤深度分级[3]

烧伤深度	累计范围	外观	感觉	愈合时间
Ⅰ度（红斑性）	表皮层	局部红斑，轻度红、肿、热、痛，无水疱，红肿，干燥	疼痛	3~6d痊愈、脱屑、无瘢痕

烧伤深度		累计范围	外观	感觉	愈合时间
Ⅱ度（水疱性）	浅Ⅱ度	真皮浅层，累及生发层，甚至真皮乳头层	水疱较大，红肿、创面湿润，创底艳红并有红色颗粒或脉络网状血管网	剧痛感觉过敏	如无感染1~2周痊愈，不留瘢痕
	深Ⅱ度	真皮深层	水疱较小，创底微湿润或红白相间，有时可见红色小点或细小血管枝，水肿明显	剧痛感觉迟钝	一般3~4周痊愈，常遗留轻重不等瘢痕
Ⅲ度（焦痂性）		全皮肤层皮下脂肪，甚至肌肉、骨骼等	创面苍白或皮革灰至焦炭化，干燥，多数部位可见粗大栓塞的静脉枝毛发	疼痛消失感觉迟钝	3~4周焦痂脱落，需植皮后愈合，遗留瘢痕、畸形

面对烫伤，我们要记住5步处理法[4]！

1.冲

脱离致热源后，迅速用常温水或者冷的自来水冲洗烫伤处，持续冲洗30分钟，或到冷疗停止后不再感到明显疼痛为止，利用流水冲洗带走烫伤处的热量。因为刚刚烫伤时，看似烫伤处很小，实际上深层组织的温度会持续上升，并且损伤周围组织。但要注意的是，不要用冰水冲洗或者冰块冷敷烫伤处，因为温度过低会加剧血管痉挛，导致组织缺血，甚至加重疼痛和损伤。

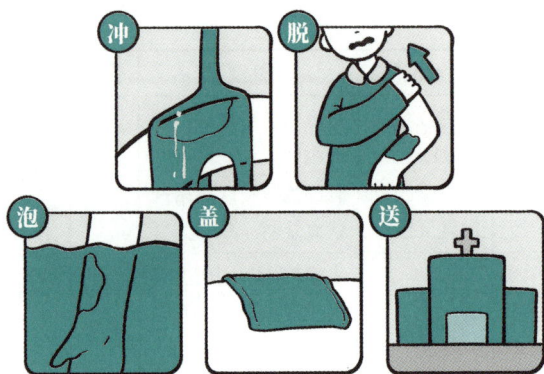

烫伤五步处理法

2.脱

如果烫伤处有衣服或者首饰，一定要小心脱去衣服或者首饰，避免带来二次损伤，脱去衣物时要避免弄破水疱，必要时可以直接剪开衣服。

3.泡

再次将烫伤处浸泡在常温水或者冷的自来水中进行冷疗，不方便浸泡或者冲洗的情况下，也可以进行冷敷，将干净的纱布或者毛巾浸湿后外敷在烫伤处，继续散去有害的余热，烫伤后1小时内进行冷疗效果最好，烫伤后3小时内进行冷疗依然有效。

4.盖

接下来，用无菌纱布覆盖住烫伤处，避免污染。千万不要乱涂牙膏、酱油这些东西，也不要自行刺破水疱，避免造成感染，甚至加重损伤。

5.送

盖好伤口后，应紧急前往医院就诊，如果医院有烧伤科，可以直接前往烧伤科，没有烧伤科可以直接前往急诊科。

总结一下，烫伤处理的五个步骤：冲、脱、泡、盖、送。

当然，"预防重于治疗"，那么我们在日常生活中如何预防烧烫伤呢？[2]

1.热液烫伤是导致儿童大面积烧伤的主要原因。60℃的液体只需3秒即可造成烫伤，因此建议将热水器温度设置为50℃。

2.洗澡时先放冷水，再放热水。

3.热锅、热水壶等放在小朋友不易接触到的地方。

4.聚餐，尤其是吃火锅时，密切关注小朋友的活动。

5.端热锅、热汤时戴好隔热手套，保护好自己。

参考文献：

[1] 胡平玲. 1762 例住院儿童意外损伤类型的分析[J]. 中国卫生统计,2015,32(1):134-136.

[2]郭琳瑛,邱林,郑成中,等.儿童烧伤预防和现场救治专家共识[J].中国当代儿科杂志,2021,23(12):1191-1199.

[3] 黎鳌.黎鳌烧伤学[M]. 上海:上海科学技术出版社,2001:6-251.

[4]成都市第七人民医院.小儿烫伤后的护理[C]//中华中医药学会儿科分会第三十次学术大会论文汇编,济南：中华中医药学会儿科学会,2013:344.

第四章

当你的身体出现了
健康信号

4-I

运动过度导致的"酱油尿"

有个事情可以给大家提个醒。

随着健康知识的深入人心，现在许多人在闲暇之余，都很注重身体锻炼，但锻炼强度一定要循序渐进和适中，比如我一个朋友前段时间就报名参加了一个半程马拉松，想着借这个机会活动活动。哪知道跑完步之后感觉非常不舒服，不仅下肢酸痛，乏力恶心，尿液还变成了酱油色的。

他发消息问我要不要紧，我一问才知道原来他平时工作比较忙，运动的机会比较少，这次是为了完赛强撑着跑下来的，没想到跑完之后更不舒服了。我说你最好去医院检查一下，可能发生了"横纹肌溶解"。

结果他到医院一查，好家伙！血肌酐、乳酸脱氢酶、肌酸激酶等都严重超标了。医生考虑是横纹肌溶解综合征（RM），如果处理不及时，还可能导致急性肾衰竭。

我朋友就很不理解，明明运动是好事，怎么会患上横纹肌溶解综合征呢？

横纹肌主要附着在骨骼上，受神经支配，协助我们完成各种日常的运动。横纹肌溶解综合征是由于肌肉损伤引起横纹肌破坏和崩解，导致包括肌红蛋白、肌酸激酶、乳酸脱氢酶等肌细胞内的成分进入细胞外液和血循环的一组临床综合征。大量的肌红蛋白进入血液后，需要通过肾脏代谢掉。而一旦超出肾脏的排泄能力，肌红蛋白就会堵塞肾小管，引起肾损伤、肾衰竭。据统计，有15%~40%的横纹肌溶解综合征患者会发生急性肾衰竭，死亡率达到20%。[1]

　　有的人可能要问了，那么多人跑全程、半程马拉松，运动量是一样的，为什么他们就没有发生横纹肌溶解呢？是这样的，如果平时一直坚持锻炼，那么你的肌肉细胞就会逐渐适应这种高强度代谢的状态，而如果是平时对肌肉细胞没有训练到位，它就容易一时半会"hold不住"如此高强度的代谢，最后"自爆"。

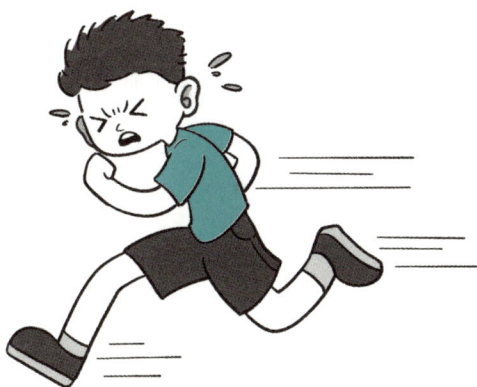

跑步或做高强度运动后出现肌痛、肌无力、深色尿等，
可能意味着发生了横纹肌溶解

除了过量运动，像极端体温（高热、低热），肌肉长时间受挤压、电击等，都可能引起横纹肌溶解。所以，运动要循序渐进，量力而行。如果感到不适，应该立刻停止运动，适当休息。

横纹肌溶解综合征的常见诱因有：[2]

1）剧烈运动；

2）创伤：挤压伤、电击伤、烧伤等；

3）感染：如甲型/乙型流感病毒、军团菌感染等；

4）药物及中毒：可卡因、他汀类等药物中毒，重金属中毒、被蛇咬中毒、酒精中毒等；

5）代谢紊乱：糖尿病酮症酸中毒、甲状腺功能减退、低钾血症等；

6）自身免疫性疾病：多发性肌炎、皮肌炎；

7）肌肉缺血缺氧；

8）高热，如热射病，即重症中暑。

这里可以记住横纹肌溶解综合征典型的"三联征"：肌痛、肌无力、深色尿（可乐尿），一旦出现相关症状，应该及时就医。

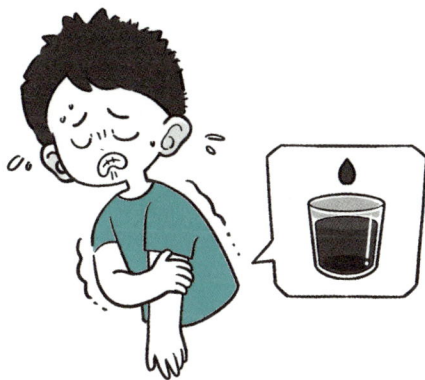

横纹肌溶解综合征的"三联征"：肌痛、肌无力、"可乐尿

参考文献：

[1]陈斌专,王妍春.横纹肌溶解综合症的研究进展[J].分子影像学杂志,2017,40(4):474-477.

[2]郑宁,张永利.横纹肌溶解症的临床研究进展[J].大连医科大学学报,2019,41(1):77-80,88.

4-2 "上吐下泻"竟然是因为感染了这种病毒

"上吐下泻"应该是最折磨人的症状之一。

每年10月到次年3月，不少医院都会接诊一群上吐下泻的病人，然后一检查，发现其中不少人感染的都是一种叫"诺如"的病毒。

"诺如"这个名字听起来温文尔雅，但实际上它却是造成非细菌性急性胃肠炎的主要病原之一，[1]感染后的症状令人十分难受，腹泻和呕吐是其最常见的症状，不少人会因为上吐

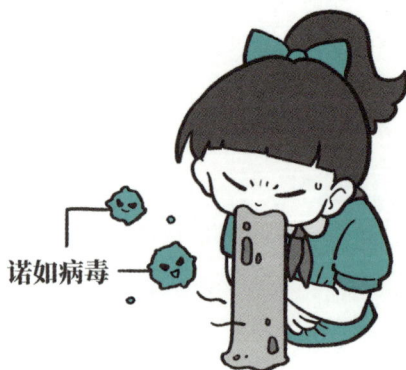

诺如病毒

呕吐是诺如病毒感染的常见症状

下泻而虚脱到走不动路，这种疾病很容易在学校、托儿所等相对封闭的环境引起区域性暴发流行。

诺如病毒之所以能如此"肆虐张狂"，在于它的几个特性：

1. 生存能力超强

诺如病毒具有很强的"抗打击"能力，对恶劣环境的抵抗力极强，耐酸，耐寒，连75%的酒精都拿它没办法。目前诺如病毒消毒最常用的是含氯消毒剂。

2. 传染性超强

最低只要18个诺如病毒颗粒就能让成年人出现感染症状，而感染患者的一次呕吐就能排出上亿个诺如病毒颗粒。

3. 传播很容易

诺如病毒主要通过粪-口途径传播，还能通过污染的食物、水源、空气、物品等传播。因此，在像食堂、学校、托儿所这样人口密度大的地方容易集中暴发。

4. 传播途径容易被忽视

最容易引起诺如病毒集中暴发的就是饮用水或者食物受到污染。另外贝类海产品和生食的蔬果类也是引起诺如病毒暴发的高风险食物。[2-3]

5. 目前没有特效药和疫苗

遗憾的是，目前针对诺如病毒，并没有特效药物，由于诺如病毒有着极高的抗原漂变率，疫苗研发难度较大，所以即使在全球范围内也没有获批上市的相关疫苗可以用于预防。

• 感染了诺如病毒怎么办？

如果发生感染，出现腹泻，最需要做的是避免因为呕吐、腹泻引起脱水。一些诺如病毒感染严重的病例，甚至会出现休克或死亡的情况，因此一定要注意水电解质的补充。单纯喝水补液是不够的，因为伴随腹泻丢失的除了水分，还有大量的电解质。在补液方面，可以考虑口服补液盐(oral rehydration Salts, ORS)。口服补液盐时，不要短时间内大量服用，应该间断、少量、分次慢慢饮用。[4]

如果腹泻比较严重，特别是出现了水样腹泻，或者已经出现脱水症状，更应该积极补液，必要时可以服用蒙脱石散缓解症状，缩短急性腹泻病程，降低腹泻频率，这在《中国儿童急性感染性腹泻病临床实践指南》和《成人急性感染性腹泻诊疗专家共识》等文章中都有推荐。[4-5]

蒙脱石散具有较强的吸附力，服用后药物可均匀地覆盖在肠腔表面，对消化道内的病毒、病菌及产生的毒素产生极强的固定和吸附作用，同时对消化道黏膜具有很强的覆盖保护能力。[6]另外，需要注意的是，一般来说，每次服药时只需用50 ml左右的温开水冲服即可，避免饮水过多造成稀释，影响药物的覆盖。蒙脱石散可以一定程度缓解症状，降低腹泻频率，但建议严重的腹泻患者在服用后，依然要及时就医，避免耽误病情。

预防胜于治疗！

要想远离诺如病毒，需要做好以下几点：

1.在预防方面，最重要的是注意手卫生；[7]饭前便后要用流动水和肥皂将双手好好清洗，至少洗上20秒哟。

2.海鲜要完全煮熟后食用；在传染病流行的季节，尽量避免生食蔬果类食物，以及贝类等海产品。

3.对可能受污染的器具表面要进行消毒，最好用含氯消毒剂处理30分钟。

4.像食堂、教室、卫生间等公共场所要定期清洁、通风，特别是对一些重点部位（水龙头、门把手等）要定期消毒。

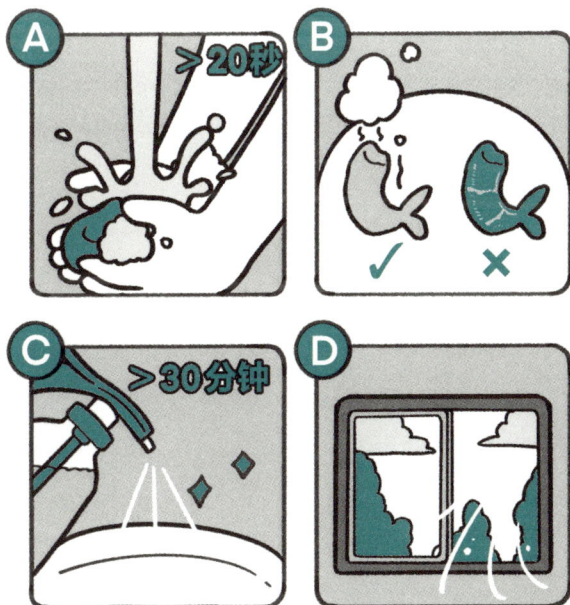

远离诺如病毒的四个建议

参考文献:

[1] 周宗强,李艳萍,张臣,等.诺如病毒感染急性肠胃炎的影响因素及其基因特征[J].中华医院感染学杂志,2023,33(3):391-395.

[2] GRAS J,ABDEL-NABEY M,DUPONT A,et al.Clinical characteristics,risk factors and outcome of severe Norovirus infection in kidney transplant patients: a case-control study[J].BMC Infect Dis,2021,21(1):351.

[3] GONZALES-GUSTAVSON E,RUSIÑOL M,MEDEMA G,et al.Quantitative risk assessment of norovirus and adenovirus for the use of reclaimed water to irrigate lettuce in Catalonia[J].Water Res,2019,153:91-99.

[4] 缪晓辉,冉陆,张文宏,等.成人急性感染性腹泻诊疗专家共识[J].中华消化杂志,2013,12:793-802.

[5] 陈洁,万朝敏,孙梅,等.中国儿童急性感染性腹泻病临床实践指南[J].中华儿科杂志,2016,54(7):483-488.

[6]安彦,王卫.蒙脱石及其制剂质量控制研究进展[J].药物评价研究,2016,3:493-497.

[7]桑少伟,贾宁,李巍,等.医疗机构中诺如病毒胃肠炎暴发预防控制指南(HICPIC指南2011)[J].中华医院感染学杂志,2012,14:1-3.

4-3

打鼾等于"睡得香"吗？

我们医院手术室的男休息室里总共有5张床。

晚上急诊手术结束后，手术医生、麻醉医生、男护都可以在里面睡觉，但我每次入眠都特别困难，因为大部分情况下，休息室里都飘荡着各位"大哥"此起彼伏的鼾声，而且每个人的鼾声各有特色，有的鼾声震耳欲聋，有的鼾声如同小猪哼哼……

打鼾，又名"打呼噜"，是我们生活中很常见的现象，

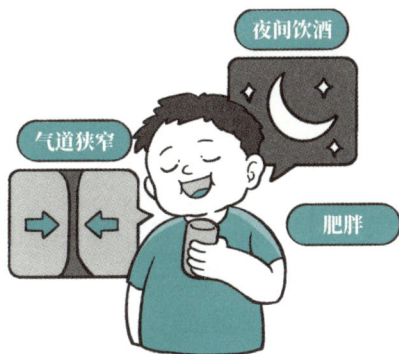

易诱发睡眠呼吸暂停的因素

也因此很多人错误地将其认为是"睡得香"的表现。

实际上，打鼾是一种睡眠障碍，偶尔打鼾影响不大，习惯性打鼾一定要警惕，一波盖过一波的鼾声，不仅容易影响别人的睡眠质量，更有可能对自己的身体造成极大伤害。

"鼾声"本质上是一种声学现象，主要是我们在睡眠过程中，上呼吸道出现了狭窄甚至梗阻的情况，从而导致上呼吸道阻力增高，通气不畅，上呼吸道的软组织在高阻力下振动产生的一种声音。

像我们常见的肥胖、鼻塞、颅面异常、甲状腺功能减退、肢端肥大症和腺样体扁桃体肥大等等，都有可能导致上呼吸道狭窄的发生。但这种声学现象也是一种警示，它提醒我们，打鼾者可能存在上呼吸道的病理生理问题。

偶尔打鼾倒是无妨，如果出现音量较大的鼾声，或者是鼾声突然停了，过了十几秒再次响起如雷的鼾声，这种情况就一定要警惕！这表明你可能患上了阻塞性睡眠呼吸暂停（obstructive sleep apnea, OSA）。OSA的特征就是在睡眠过程

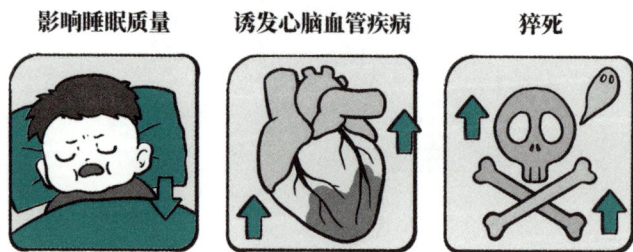

| 影响睡眠质量 | 诱发心脑血管疾病 | 猝死 |

OSA的危害

中，咽部肌肉松弛，舌根后坠，继而咽部气道反复塌陷甚至阻塞，从而导致呼吸暂停和低通气。[1]

除了呈现出震耳欲聋的鼾声外，OSA患者在睡眠过程中还会发生呼吸暂停，如同有人捏住其鼻子一样，患者甚至会从睡眠中被突然憋醒。事实上，这已经是一种睡眠性疾病了！它存在于所有年龄段，但高发于18~60岁的男性，绝经后的女性与男性的发病率相近。肥胖、夜间饮酒、气道狭窄都可能导致OSA的发生。

可不要小看OSA，它的危害可不小！

且不说它会影响睡眠质量，长期呼吸不畅还会导致低氧血症的发生，诱导心脑血管疾病的发生，如心肌梗死、脑梗死、脑部缺氧性损伤。在睡眠中，如果持续或者反复出现呼吸

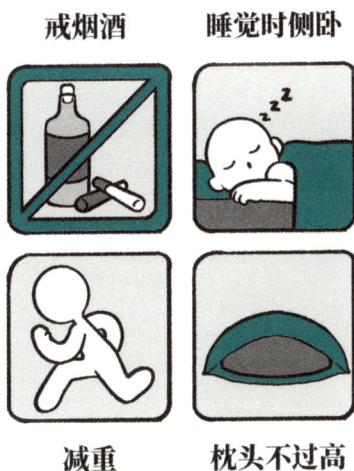

戒烟酒　　　睡觉时侧卧

减重　　　枕头不过高

如何预防OSA的

暂停，甚至会引起猝死！[2]

如果真的家有"雷公"，那该怎么办呢?

1.戒烟戒酒：香烟中的成分会刺激咽喉，产生炎症；酒精会抑制呼吸调节中枢，导致咽部肌肉过于松弛，阻塞气道。

2.睡眠姿势选择侧卧位：对肥胖、舌根肥大的人来说，仰卧时更容易打鼾。因此对打鼾者来说，可以选择侧卧位，尽量不要仰卧或者俯卧。

3.肥胖患者推荐减重：肥胖者的患酣率比普通人高得多，为了健康，还是要管住嘴，迈开腿啊！

4.枕头不宜过高：保持下颌稍微抬起即可。

当然，必要时还需前往医院接受正规治疗。

参考文献：

[1] 苏小凤, 刘霖, 仲琳, 等. 中国阻塞性睡眠呼吸暂停综合征患病率的Meta分析 [J]. 中国循证医学杂志, 2021,21(10): 1187-1194.

[2]郭晓霞,龚黎民,俞晔.阻塞性睡眠呼吸暂停低通气综合征的靶器官损害研究进展 [J].实用临床医学,2022,23(3):131-134,138.

4-4

"头皮屑"太多？可能是你头上长真菌了！

你体验过"下雪"的尴尬吗？

想必不少人都有过这样的烦恼：明明昨天才洗的头，结果只过了一天，枕头上是头皮屑，肩膀上是头皮屑，手指挠一挠头皮，又是雪花般的头皮屑……

其实，头皮屑本身是人体头部表皮细胞正常新陈代谢的产物，表皮细胞从基底层向上层逐渐推移，变成无生命的角质层，最后干燥的死亡细胞呈鳞状或薄片状自动脱落，就被大家称为"头皮屑"。

所以，对大部分人来说，有头皮屑是正常的，这种生理性头屑是我们皮肤、头皮、表皮细胞不停地新陈代谢产生的。如果头皮光滑，通常看不到明显的脱屑。

但如果头皮屑非常严重，就要警惕是不是病理性脱屑了，这是一种由头皮上皮细胞过度增生引起的疾病。而在病理性脱屑的诱因中，最主要的就是脂溢性皮炎。

当我们头皮上的皮脂分泌旺盛却得不到及时清洁时，有一种叫"马拉色菌"的真菌生物就开始蠢蠢欲动了，皮脂是它们最喜欢的食物之一，饱餐后的马拉色菌会在我们的头皮上大量繁殖。众多实验和研究表明，与头皮屑发病关系最密切的真菌就是马拉色菌，其占头皮上真菌总数的96%。[1]

数量众多的马拉色菌会分泌出一种叫"磷脂酶A2"的物质，这种物质可以水解我们皮脂中的甘油三酯，然后释放出油酸、花生四烯酸等不饱和脂肪酸。这些代谢产物会破坏我们的角质层屏障功能，[2]引起炎症反应，从而使表皮细胞异常增殖并引起脱屑。[3]

目前发现，精神压力大、重口味的饮食习惯、青春期的激素变化、熬夜（重中之重）、过度烫染美发和频繁洗头都会刺激头皮皮脂分泌旺盛。所以我们就得"逆其道而行之"——少吃油腻、辛辣、油炸食品；少熬夜，最好不熬夜；洗头频率控制在2~3天一次。千万不要湿头发入睡！大量水分的滞留会导致头皮表面潮湿且不透气，这种环境会更加纵

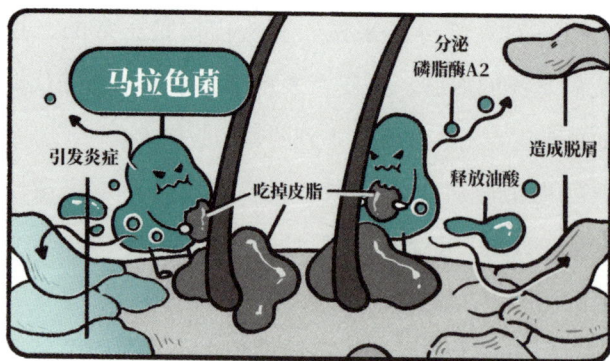

马拉色菌的危害

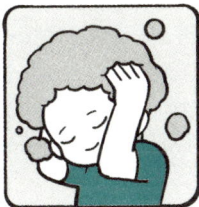

忌辛辣、油腻饮食　　　勤洗头　　　勤换枕头、枕巾

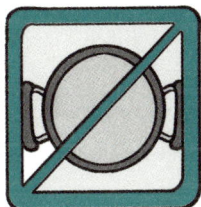

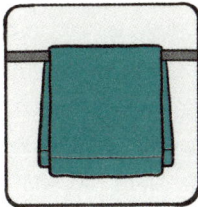

如何去屑

容微生物的大量滋长。

另外，用力抓挠也会导致头皮表皮细胞异常分化和增生，引发脱屑。

针对去屑，目前最有效的方法是通过使用抗真菌有效成分抑制或杀死马拉色菌，现在比较主流的抗真菌类成分包括酮康唑、吡硫翁锌（ZPT）、吡罗克酮乙醇胺盐（OCT）等，[4]一般还会配伍一些有抗菌消炎作用的成分，如硝酸镁、硫酸锌等。

总结一下，头皮屑过多，应该怎么办呢?

1.注意休息，尽量不要熬夜。

2.少吃油腻、辛辣的食物。

3.枕头和枕巾勤换洗。

4.洗头频率控制在2~3天一次；可以使用含抗真菌成分的洗发水。

5.控制头发烫染的次数，烫染时尽量避开发根。

参考文献：

[1]韦诗雨，杜一杰，李丽，等．头皮屑发生机理及头皮生物化学变化研究进展[J]．日用化学工业，2017，47（12）：713-718．

[2] CAFARCHIA C，OTRANTO D． Association Between Phospholipase Production by *Malassezia pachydermatis* and Skin Lesions[J]． J Clin Microbiol，2004，42（10）：4868-4869．

[3] 刘千汇,赵方舒,彭佳铭,等.头皮糠疹的病因及治疗方法研究现状[J].山东化工,2018,47(17):71-73.

[4]訾玉沙,汤小芹,陈明华.头皮屑的发生机制及去屑方法的研究进展[J].广东化工,2020,47(17):97-99.

4-5　出现这些症状可能就是"中风"了

打麻将打得很开心，一激动突然口角歪斜，说不出话了。

在家睡觉睡得好好的，醒来后却发现一边身体不能动了。

上厕所时突然倒在地上，被人扶起来后发现两边脸不对称，一边的手脚也动不了了。

……

以上这些是很多患者发生脑卒中时的真实场景。脑卒中，还有一个耳熟能详的名字：中风。

脑卒中具体可以划分为两类：

一类是出血性脑卒中，又称颅内出血，就是人们常说的脑出血或脑溢血；另一类是缺血性脑卒中，是由脑的供血动脉狭窄或闭塞，脑供血不足导致的脑组织坏死，因此又叫脑梗死。归根结底，大脑血液供应中断（出血或缺血），脑细胞缺氧，随之而来的各种临床症状就叫脑卒中。

目前在脑卒中救治方面，存在的一个重大问题是发病后，周围人没有及时发现或者识别，没能及时将其送往医院

而耽误了最佳救治时间。所以对我们普通人来说，最重要的是学会判断是否发生了脑卒中，怎么处理，以及平时如何预防。[1-2]

在识别脑卒中方面有一个方法叫"FAST"口诀，这是目前国际通用的脑卒中预警信号，非常简单易记。[3-4]

下面我们一起来学习一下！

F，指的是Face（脸）：

观察患者是否出现一侧面部下坠，口角歪斜？

能否做微笑表情？

A，指的是Arms（胳膊）：

观察患者是否肢体软弱无力？

两只胳膊是否都能抬起？

S，指的是Speech（言语）：

观察患者是否言语不清？

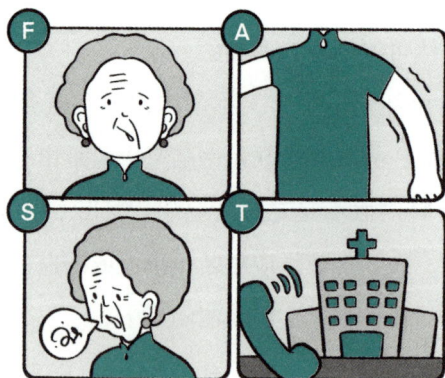

识别脑中风的"FAST"口诀

T，指的是Time（时间）：

记录发病时是否在3小时内。

如果你察觉到上述任何一种症状的出现，抓紧时间，拨打急救电话。脑卒中发生后的4.5小时是"黄金救援期"[5]，越快得到救治，发生后遗症的可能性就越小。

基于国内的语言习惯，在2016年，中美学者又联合推出了"中风1-2-0"识别法[6]：

1指的是观察患者是否1张脸不对称，出现口角歪斜；

2指的是观察患者2只手臂平行举起时是否单侧无力；

0指的是聆听患者是否言语不清。

当然以上都是一些典型症状，还有一些不典型的症状，我们很容易忽视。比如，肢体突然麻木，但过了十几分钟又恢复了。特别是有些人的症状持续的时间短，几分钟就恢复了，会误认为是自己不小心压到或者怎么样而忽视。

但这些症状，我们都应该警惕，特别是对中老年人，以及有高血压等基础疾病的人。对有高血压的人来说，到了秋冬季，天气变冷，血管收缩，有可能血压因此升高，使脑卒中发

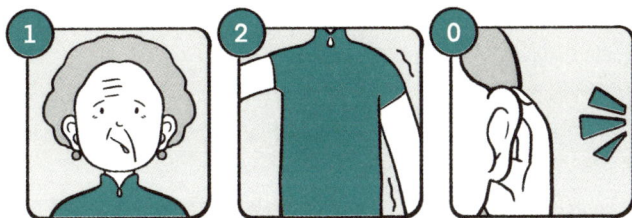

"中风1-2-0"识别法

生的风险进一步提升。

脑卒中的急救只能说是亡羊补牢，而预防脑卒中的发生才是重中之重！

1.如果有高血压、高血脂、高血糖，一定要遵从医嘱好好控制，不要掉以轻心；

2.远离烟酒，事实证明抽烟喝酒都会显著增加脑卒中的发病风险；

3.饮食均衡，选择适合自己的运动，像散步、快走、慢跑，只要能坚持，哪种都行。

参考文献：

[1] FONAROW G C, SMITH E E, SAVER J L, et al. Timeliness of tissue-type plasminogen activator therapy in acute ischemic stroke: patient characteristics, hospital factors, and outcomes associated with door-to-needle times within 60 minutes[J]. Circulation, 2011, 123(7):750-758.

[2]王伊龙,吴敌,周永,等.中国七城市卒中患者急诊溶栓情况分析[J].中国卒中杂志,2009,4(1):23-28.

[3] KOTHARI R U, PANCIOLI A, LIU T, et al. Cincinnati prehospital stroke scale: reproducibility and validity[J]. Ann Emerg Med, 1999, 33(4):373-378.

[4] KLEINDORFER D O, MILLER R, MOOMAW C J, et al. Designing a message for public education regarding stroke: does FAST capture enough stroke?[J]. Stroke, 2007, 38(10):2864-2868.

[5] 中国老年医学会急诊医学分会,中华医学会急诊医学分会卒中学组,中国卒中学会急救医学分会.急性缺血性脑卒中急诊急救中国专家共识2018版(下)[J].心脑血管病防治,2019,19(4):287-291.

[6] ZHAO J, LIU R. Stroke 1-2-0: a rapid response programme for stroke in China[J]. Lancet Neurol, 2017, 16(1): 27-28.

4-6

这几个部位长痣要注意

人们往往喜欢把长痣的位置与面相结合起来，于是有了美人痣、劳碌痣、富贵痣的说法。大部分情况下，让这些黑痣安安静静在那里待着就行，除了可能有点影响美观，其他时候并无大碍。但如果痣长得位置不对，可就要小心它癌变了！

其实，黑痣本身癌变的概率并不是很大，但如果黑痣长在了容易受到摩擦的部位，在长期的刺激下，发生癌变的概率就会上升，甚至形成黑色素瘤。还有些人对黑痣进行针挑、搔抓、抠、掐等粗暴的操作，这些不恰当的处理都会诱导黑痣发生癌变。[1]电影《非诚勿扰2》中有一个情节，孙红雷饰演的李香山因脚上黑痣变成黑色素瘤而离开人世。现实中，黑色素瘤也确实如此残酷。

正常情况下，黑色素细胞均匀地分布在我们的皮肤内；当它们成团生长在一起，形成一个良性的黑色素细胞肿瘤时，我们就看到了所谓"黑痣"。

根据痣的形态，我们大致可以将其分为三类：

1.高出皮面的圆顶或乳头样外观的叫作皮内痣；

2.略微高出皮面的多为混合痣；

3.不高出皮面的是交界痣。

一般来说，皮内痣、混合痣恶变的可能性很低，而交界痣恶变形成黑色素瘤的概率要高一些。

黑色素瘤，是一种起源于黑色素细胞的恶性皮肤癌。有研究数据显示：早期恶性黑色素瘤患者的总体生存率接近100%，而一旦癌细胞转移，患者死亡率极高。[1]它因为危害性巨大，在皮肤肿瘤里有着"癌症之王"的称号！

哪些因素会增加痣的癌变风险呢？

1.长在容易受到摩擦的位置

如果你身上有痣长在了胳膊肘、手掌、脚掌、外阴和皮带区，那可就要小心了！在我国，皮肤黑色素瘤主要发生在肢端，手心、足底和会阴部更是高危部位，长在这里的痣经过摩擦容易恶变，大家更不要自己随意去抠！如果在这几个部位有新长出的痣或者在发生变化的痣，一定要引起高度注意。[2]

2.紫外线照射

暴露于阳光或者紫外线辐射之下都会增加痣转变成黑色

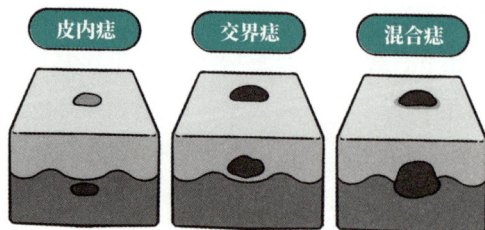

皮内痣　　交界痣　　混合痣

痣根据形态可以分为三类

素瘤的风险[3]，所以做好防晒可不仅仅是为了美丽。

3.遗传或者免疫抑制

如果家族中有人患黑色素瘤，或者自身长期使用免疫抑制剂，那么风险会更大。

如何区分普通痣和黑色素瘤？

鉴于黑色素瘤早期治愈率高，晚期病死率也高的特性，及时发现，尽早治疗非常重要！

我们平时可以通过观察痣的外形做初步评估，方法是参照目前国际主流的"ABCDE"原则[4]。如果符合该原则，就很可能为黑色素瘤。

A.非对称（asymmetry）：将一个痣从中分开，两边形状不对称。

B.边缘不规则（border irregularity）：大部分的痣是圆形或类圆形的，边缘不规则是指痣的边缘不整齐或者有缺口。

C.颜色改变（color variation）：单个痣出现深浅不一的颜色，或者随着增长还出现了蓝色或者粉色。

D.直径（diameter）：色素痣直径大于6 mm或明显长大。

E.隆起（elevation）：一些早期的黑色毒瘤，整个瘤体会有轻微的隆起。

另外，如果痣的总数超过50，或者长了大量雀斑也要格外留心。

要想远离黑色素瘤，应当做好以下几点：

1.管住你的手，不要随意去抠痣、祛痣；

2.平时做好防晒；

3.定期检查有无可疑的痣，有异常及时就诊。

参考文献：

[1] SIEGEL R L, MILLER K D, JEMAL A. Cancer statistics, 2020[J]. CA Cancer J Clin, 2020, 70(1):7-30.

[2] 中华人民共和国国家卫生健康委员会. 黑色素瘤诊疗指南(2022 年版)[S/OL]. [2024-07-01].http://www.nhc.gov.cn/yzygi/s2911/202204/aOe6717df1f43989 8683e1333957c74/files/58f7070620874d608e72a3f73733077.pdf.

[3] HODIS E, WATSON I R, KRYUKOV G V, et al. A landscape of driver mutations in melanoma[J]. Cell, 2012, 150(2):251-263.

[4] SWETTER S, GELLER A C. Melanoma: Clinical features and diagnosis[R/OL]. (2023-10-04). https://www.uptodate.cn/contents/melanoma-clinical-features-and-diagnosis.

4-7

手指长倒刺了，能撕掉吗？

估计大部分人或多或少都遇到过手指长倒刺的情况，如果不小心倒刺在哪里刮了一下，比如手插进口袋时，倒刺刚好被口袋摩擦来一个"后空翻"，那种疼痛和酸爽应该是很难忘的。

那么究竟这个倒刺是什么，又是如何形成的，应该怎么处理呢？

我们知道，角质层是皮肤最表层的一道屏障。角质层的表面有一层皮脂膜[1]，能帮助我们留住皮肤中的水分。而如果这层膜被破坏，锁不住水分了，角质层就会干裂翘起，也就是我们肉眼可见的"起皮"。这种情况如果发生在指甲周围，就是我们常说的"长倒刺"！

手指旁的倒刺有一个学名，叫作"甲周倒刺"，导致倒刺形成的原因有很多：

1. 缺少皮脂，皮肤干燥

我们大部分的皮肤结构里都有皮脂腺和汗腺，皮脂腺可以不断分泌皮脂，从而为我们的皮肤保湿，汗腺分泌的汗液也可以起到一定的保湿作用。但大家如果伸出自己的手指仔细观察一下，就会发现指甲周围的皮肤与手部其他皮肤略有不同，这里不仅没有毛囊，也没有汗腺和皮脂腺，所以相对而言，也更容易变得干燥，引发皮肤问题。从季节上来说，很多人在秋冬季节容易长倒刺，等到了春夏就好一些，这也是由于秋冬更加干燥，加剧了倒刺的形成。

2.缺少皮纹，经常摩擦

与我们身体其他部位的皮肤不同，甲周部位的皮肤没有皮纹，所以绷得更紧，但这个部位的皮肤又更加滑嫩，十分薄，手指在日常生活里又是更加容易与其他物品产生摩擦的，所以也更加容易导致倒刺的形成。

3.更加容易接触刺激性物品

我们在家里洗碗、洗菜、洗衣服，也很容易导致甲周倒刺的形成，这是由于在用肥皂、洗手液、洗衣液等清洁产品清洗的过程中，手部皮肤表面的皮脂也会被洗掉，使水分更容易蒸发丢失，从而导致皮肤干燥，形成倒刺。

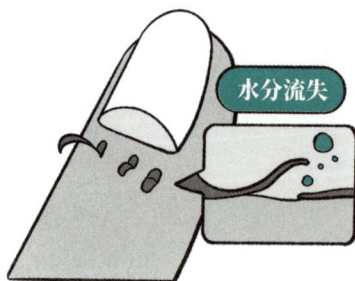

皮肤干燥容易导致甲周长倒刺

倒刺本身并不可怕，它就是皮肤由于干燥形成的角质层的脱落，怕的是某些人总管不住自己的手，徒手撕倒刺不仅会带来疼痛，有时还会撕出血，甚至引发皮肤感染，比如甲沟炎和甲周脓肿等等。

如何避免长倒刺呢？

1.坚持用护手霜，特别是要保护指甲周围的皮肤；

2.选择更加温和的洗手液、洗衣液等产品；

3.洗碗洗菜时戴一副橡胶手套；

4.尽量减少洗手次数。

如果已经长了倒刺，要不要拔掉呢？

当然不要直接徒手拔，拔得不好，很可能撕开一个出血的大口子，还可能造成感染，严重的甚至会导致甲沟炎！

当然，记住以下几步，你就可以轻松搞定倒刺啦！

1.把长倒刺的手指在温水中浸泡一段时间，让倒刺和周围的皮肤变软；

2.用经过酒精擦拭消毒的指甲刀从根部剪掉倒刺；

3.剪完之后记得在手指周围涂一层护手霜，防止新的倒刺

处理倒刺的三个步骤

长出来。

参考文献:

[1] 栾梅,李利.皮肤屏障功能的无创检测技术[J].皮肤科学通报,2017,34(4):443-446,7.

4-8

♡ 嘴巴有味道，原来是这个原因

你有没有遇到过这样的情况，在跟朋友近距离交谈后，朋友慢慢就变得沉默寡言了。有没有想过，也许不是你不够幽默，而是你"出口伤人"了！啥意思？就是你"熏"到人家了！

据统计，在中国，患有口臭的人大约占到总人口的27.5%。[1]但大部分患者并不知道自己有口臭。这主要有两个原因：一是我们从嘴巴里面散发出来的味道，很难被鼻子吸入；二是即使鼻子闻到了，时间久了就熏习惯了，自然也就闻不出来差别了。

那么怎么知道自己有没有口臭呢？

大家可以用这两个简单的方法进行自测：

1.用双手捂住鼻子和嘴巴，然后对着手心哈气，闻闻是否有异味。

2.洗手后，用舌苔面舔一下手腕，过10秒后凑近闻一下有没有异味。

当然还有一个更简单的方法，那就是对着身边的人哈口气，看看他们的反应。

有人说，我每天都按时刷牙呀，这口臭是从哪里来的呢？

口臭确实和刷牙有一定关系，但有的口臭不是刷牙就能解决的。根据口臭形成的原因，我们大致可以将其分为6类。[2]

一、生理性口臭

这种口臭一般是由不良卫生和生活习惯引起的短暂口臭[3]，像臭豆腐、韭菜这类刺激性的食物，含有硫化物成分，容易在口腔中残留异味。另外，不勤刷牙也会导致大量食物残渣嵌塞在牙缝中，它们经过细菌的发酵分解，也会产生大量的挥发性硫化物。

要想预防这类口臭，还是得养成良好的卫生习惯，少吃刺激性食物。

二、口源性口臭

约有80%~90%的口源性口臭是由口腔局部感染（以革兰氏阴性厌氧菌感染为主[4]）引起的。像在龋齿发生时，细菌就会在龋齿中大量繁殖，产生挥发性硫化物，引起异味。另外，舌苔越厚，越有利于厌氧菌的生长，也越容易导致挥发性硫化物的产生。

减少口腔感染就能减少口源性口臭，因此采用正确的刷

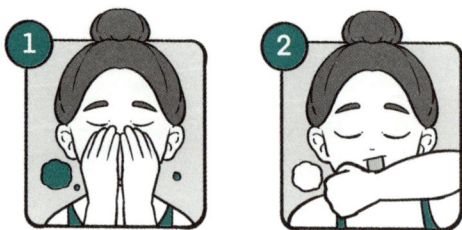

自测口臭

牙方式、刷洗舌面、使用有抑菌效果的漱口水，都能减缓这类口臭。

三、胃源性口臭

消化不良、慢性胃炎、胃溃疡、胃酸反流、胃癌等都能引起胃源性口臭。幽门螺杆菌感染不仅是诱发胃溃疡、胃癌的重要因素，也是引起口臭的潜在因素。有研究表明，根除幽门螺杆菌感染能显著缓解口臭症状。[5]

四、肠源性口臭

一些肠炎性疾病和代谢性疾病（脂肪肝、2型糖尿病）会导致肠道菌群紊乱，有害菌滋生后会产生大量挥发性硫化物，引起口腔异味。另外，便秘也可能引发口臭。

五、呼吸系统源性口臭

呼吸系统疾病，像鼻腔、咽部和肺部疾病都能引起口臭

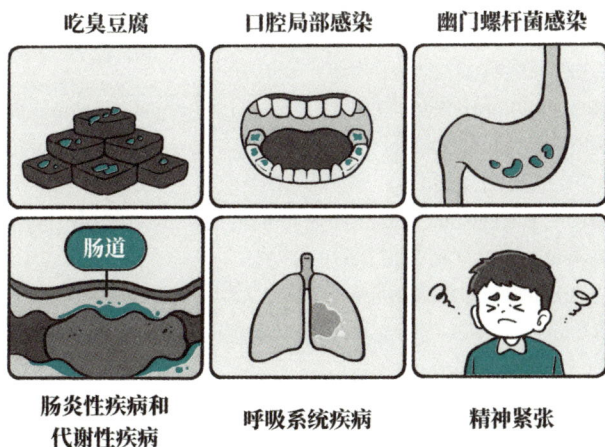

易引发口臭的因素

症状。像肺癌病人体内氧化应激水平高，会导致酸、醇类易挥发性物质增多。因此，现在检测呼出气体中挥发性有机物也成了诊断肺癌的一种手段。[6]

六、其他源性口臭

当然，还有一些口臭症状是患者服用了某些药物、重金属中毒等引发的。精神焦虑或紧张也可能引起口臭哟！

若是生理性或是口源性的口臭，都能通过养成良好的卫生习惯和饮食习惯来进行缓解。若是疾病引起的口臭，则应在医生的指导下进行针对性的治疗。愿大家都能拥有清新的口气，甜甜地呼吸！

参考文献：

[1] LIU X N, SHINADA K, CHEN X C, et al. Oral malodor - related parameters in the Chinese general population[J]. J clin periodontol, 2006, 33(1): 31-36.

[2]赵晓亚,江振作,王跃飞.真性口臭的病因、分类及与疾病的关系[J].北京口腔医学,2015,23(3):173-176.

[3] SUAREZ F, SPRINGFIELD J, FURNE J, et al. Differentiation of mouth versus gut as site of origin of odoriferous breath gases after garlic ingestion[J]. Am J Physiol, 1999, 276(2): 425-430.

[4] SCULLY C, GREENMAN J. Halitology (breath odour: aetiopathogenesis and management)[J]. Oral Dis, 2012, 18(4): 333-345.

[5] LEE J S, KWON K A, JUNG H S, et al. Korea red ginseng on Helicobacter pylori-induced halitosis: newer therapeutic strategy and a plausible mechanism[J]. Digestion, 2009, 80(3): 192-199.

[6] CHAN H P, TRAN V, LEWIS C, et al. Elevated levels of oxidative stress markers in exhaled breath condensate[J]. J Thorac Oncol, 2009, 4(2): 172-178.

4-9

别拿"脚气"不当病

在公共浴室洗澡时，常有一些人光着脚在地上走来走去，其实这种行为很可能造成脚气的感染和传播。[1]

很多人刚得脚气时都不太在意，心想不就是脚上长了几个小疱疹嘛。结果一段时间后，脚趾间接连溃烂，脚底板整块整块掉皮，而且痒起来恨不得把脚上皮肤都抓开挠。如果一不小心，甚至手、脸、耳朵都会感染上"脚气"。

老百姓口中常说的"脚气"，在医学上被称为"足癣"，是由真菌感染导致的一种疾病。有数据表明，在皮肤浅表真菌感染中，足癣占据了至少1/3，可见足癣的发生率有多高。[2]像手足容易出汗、经常穿不透气的鞋袜，或者免疫力低下的人，都是足癣的易感人群。

虽然看起来只是小小的皮肤病，但如果不接受正规的治疗，却可能带来严重后果。比如感染位置扩散，用手触摸了脚部或者袜子，导致手上感染真菌发生手癣；又触摸身上其他部位导致体癣。如果合并细菌感染，还可能导致丹毒、蜂窝织炎等，甚至再感染家人。脚气带来的瘙痒感和脱皮也会影响自己的生活质量。

那么，我们如何才能判断自己是否感染"脚气"了呢？感染"脚气"后，到底是什么样子？

脚气其实可以分为水疱型、趾间糜烂型、鳞屑角化型。[1-3]

1.水疱型

顾名思义，就是发病时，在脚底或者脚趾间可以观察到成群或者散发的水疱，而且还会感到特别痒，等水疱被吸收后，脚部皮肤就开始局部脱屑。

2.趾间糜烂型

这个一般在4~5趾间最常见。严重时扒开脚趾，可以看见脚趾间的皮肤浸渍发白，甚至破溃。去除发白的上皮后，可以看见里面已经发红糜烂。

3.鳞屑角化型

这种类型的脚气可以看见足跟甚至整个足底角质增厚、脱屑，冬季足跟甚至会皲裂。但这种类型的脚气往往因瘙痒感较轻而被忽视。

感染脚气后一定要及时到医院就诊，避免感染加重。如果症状较轻，比如皮损较小、瘙痒感比较轻微，可以涂抹一点外用的抗真菌药膏。常用的抗真菌外用药物主要有咪康唑、酮康唑、益康唑、特比萘芬等，[2]涂抹外用药物时一定要注意几个细节：

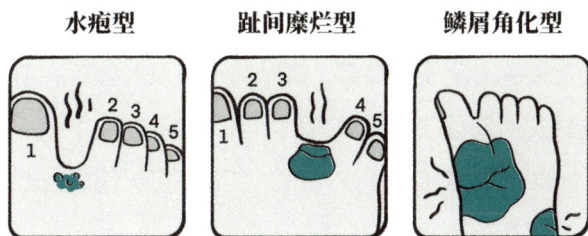

水疱型　　趾间糜烂型　　鳞屑角化型

脚气的三种类型

1.使用时间一定要足够疗程，不要因为肉眼看着觉得已经好了就停药，真菌感染很容易复发。

2.涂抹范围要足够，不能只涂抹有破损的地方，应该将皮损周围的皮肤也涂抹到。这些位置虽然看起来没有"脚气"，但实际上可能已经有真菌感染。

3.涂抹药物后，不要立即穿鞋袜，避免将药物擦除，影响效果。

4.尽量用棉签蘸取药物后涂抹，避免直接用手接触脚部造成手部感染。

5.如果用手涂药，涂药后一定要及时清洗双手，避免二次传播。

如果脚气已经比较严重，比如皮损破溃的面积已经比较大，出现了浸渍糜烂、多次复发、单用药膏涂抹效果不理想等情况，那么除了外用药物外，可能还要配合使用口服的抗真菌药物了。所以，还是要提醒大家有脚气尽早治疗，越拖延，越难治。

在预防方面也给大家几个建议：

1.大家在洗澡或洗脚后，脚趾间也要及时擦干，避免脚趾间的皮肤长时间处于浸泡状态。

2.如果足底容易出汗或者出汗多时，可以用抑汗剂局部喷洒涂抹，保持足底干燥。

3.尽量选择透气好的鞋袜，经常更换并清洗鞋袜；必要时定期对鞋袜喷洒如硝酸咪康唑散等抗真菌散剂，保持鞋袜清洁干燥。

4.注意保持家庭环境卫生，避免共用拖鞋、毛巾、浴盆、指甲剪等生活用品。

5.如果自己或者家人患上脚气，应积极治疗，避免传染给其他人。

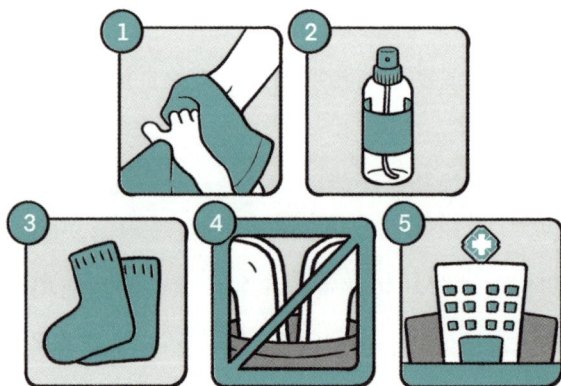

预防脚气的五条建议

参考文献：

[1]中国手癣和足癣诊疗指南工作组. 中国手癣和足癣诊疗指南(科普版2022)[J]. 中国真菌学杂志,2022,17(2):89-93.

[2]中国手癣和足癣诊疗指南工作组. 中国手癣和足癣诊疗指南(基层实践版2020)[J]. 中国真菌学杂志,2020,15(6):325-330.

[3]足癣分型诊疗方案探讨[J]. 中国社区医师,2014,30(22):29.

4-10

♡

有口腔溃疡了怎么办？

生活中提到口腔溃疡，经常会听见两句话：

"肯定是缺维生素了，吃点维C吧。"

"在溃疡上撒点维C粉末就好了。"

口腔溃疡，又叫复发性阿弗他溃疡，简单点理解就是口腔黏膜上出现了一个或者多个"小伤口"，对于口腔黏膜上"伤口"的治疗，目前并没有足够的证据表明补充维C有效，但有"实践者"说我真的用了维C就好了。这实际上是因为口腔溃疡本身就是一种自限性疾病。这种疾病具有自我缓解、自行消散的特点，一般来说会在患者第 4~5 天的时候开始消退，第 7~14 天自动愈合，部分人因个体差异，时间会有一定

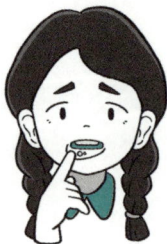

口腔溃疡患者

波动。

所以，真相是无论你用不用维生素，它都会自己慢慢好转、愈合。

那么引起口腔溃疡的原因是什么呢？

为什么得口腔溃疡，仍是未解之谜！目前认为可能与劳累、压力大、精神紧张、遗传、免疫力低下等因素相关。

口腔溃疡偏爱哪几种人？

一、家里人都爱长口腔溃疡的

如果父母是经常得口腔溃疡的人，那他们的孩子也更容易患口腔溃疡。[1]

二、压力大、经常睡不着的

有些人平时不长口腔溃疡，一遇到重要的考试、面试，学习工作压力大，睡眠不足，或者是感到焦虑、疲劳的时候，就容易长口腔溃疡。

三、月经期间的女性

有些女生在月经期间容易长口腔溃疡，这可能与体内激素水平的变化有关。

四、爱吃硬的或很烫的食物的

甘蔗、火锅、小龙虾这些东西，吃起来觉得很治愈，但在吃的过程中很容易烫伤或者划破口腔黏膜，引起创伤性的口腔溃疡。

五、有消化系统疾病的

口腔溃疡与一些消化系统疾病存在相关性，比如十二指肠溃疡、胃溃疡等。

六、免疫力下降的

当身体的免疫功能受损，抵御外界易感因素的能力下降时，口腔溃疡就可能找上门来。

有的人可能从没感受过口腔溃疡那种直击灵魂的疼痛，而有的人可能反反复复每年发作数次，但遗憾的是目前针对口腔溃疡还没有根治的方法。

如果觉得实在是疼得太难受了，怎么样才能好得更快呢？

大家先避个雷！像用针挑破溃疡、用白酒漱口、伤口上抹牙膏这样的操作还是算了，只会刺激黏膜，让伤口疼得更厉害。

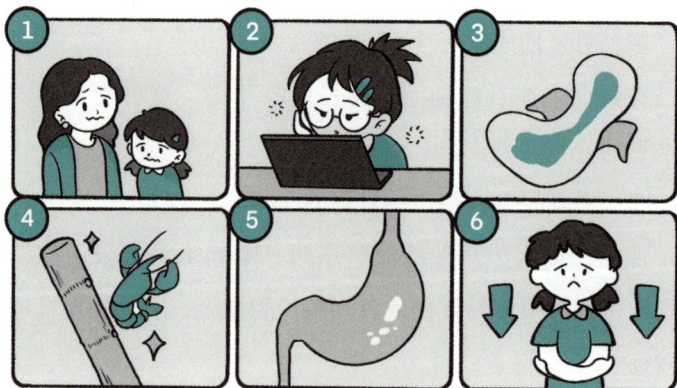

口腔溃疡偏爱的人群

无法根治溃疡，不代表没有良好的治疗方法，但这里的治疗目的主要在于：降低发作频率、减少发作次数、加快愈合、减轻疼痛症状等。[2]

对于疼痛难忍的患者，可以考虑使用口腔溃疡贴片或者凝胶，一般这类药品主要有以下几种：

1.含激素类成分的：像醋酸地塞米松口腔贴片，激素能发挥抗炎、促进愈合的作用；

2.含止痛成分的：像利多卡因凝胶、喷剂等，作为局部麻醉药，可减轻溃疡面的疼痛；

3.含抗菌成分的：像甲硝唑口颊片、西地碘含片，主要作用是抗菌消炎；

4.含重组人表皮生长因子成分的：如含有该成分的凝胶，可促进黏膜生长和愈合；

5.中成药喷剂：比如西瓜霜喷剂，可清热解毒，对口腔溃疡也有一定效果。

此外，可选用淡盐水漱口，重复多次，效果不错！饮食上不用特别忌口，但是像辣的、烫的这些容易对伤口产生刺激的食物还是先缓缓，过几天再吃吧！

最后，虽然复发性口腔溃疡的癌变率极低，但是如果溃疡超过1个月依然没有愈合，就需要提高警惕，及时就医。特别是中老年患者，如果溃疡长期不愈，还伴有局部的一些刺激因素，则应警惕癌变可能。

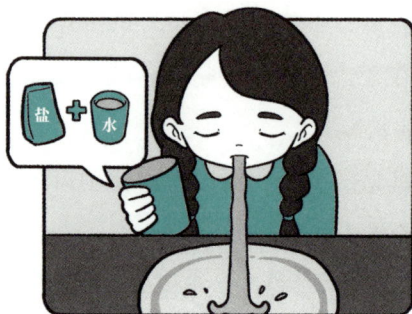

使用淡盐水漱口有助于缓解口腔溃疡

参考文献：

[1]SHABANA S J S, MUTAWAKKIL M H Z, EL-ASHMAOUI H M A, et al, Interleukin-6 gene polymorphism in Saudi population with recurrent aphthous stomatitis[J]. Saudi Dent J, 2021,33(8):972-978.

[2]李允武,李伟宁,吴飞华. 口腔溃疡的临床药物治疗[C]//中华口腔医学会口腔药学专业委员会第二次全国口腔药学学术会议论文汇编.北京：中华口腔医学会口腔药学专业委员会,2013:154.

4-II

当代年轻人的梦魇——脱发

估计不少人都曾年少轻狂地跟理发店的托尼老师说过一句话："帮我把头发打薄一下。"但随着时间的流逝，脱发越来越严重，头顶上的头发越来越稀疏后，就再也没机会跟托尼老师说这句话了。如今，脱发日趋年轻化，90后脱发人群俨然已经成为"脱发主力军"[1]。今天我们就来讲讲为什么那些只属于你的头发，长着长着就"变心"了，怎么做才能留住头发的芳心？

首先需要搞清楚一个问题：你是真的脱发吗？

头发如同树木，其生长既需要土壤（毛囊），也有自己的生长周期，有生长（生长期），有衰老（退行期），有凋零（休止期），周而复始。所以，每天有一定数量的掉发是正常的。一般来说，一天的掉发在100根以内都属于正常，但如果超过这个数量，并且持续2个月，应引起警惕，需要及时就诊，查明原因。

219

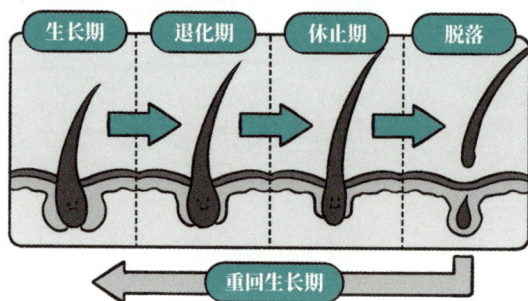

毛发生长示意图

大家不妨试试下面这个方法，看自己是不是真的脱发。

拉发测试：五指伸开，从额头贴着头皮将五指插入头发根部，再并拢五指夹住头发，往上拉升，观察被手指不费力夹落的头发数量，5根以内属于正常，超过5根甚至掉发在10根以上，就代表头发毛囊比较脆弱，需多加注意。

为什么会脱发？

要弄清这个问题，离不开头发生长的土壤——"毛囊"。毛囊是毛发的基本单位，每个毛囊里面都住着一群毛囊干细胞，可提供新的细胞给生长中的毛囊，而毛发是由毛囊内的细胞生长分化而来的。[2]脱发，是因为毛囊受到某些来自外界的刺激而损伤造成的。不可逆性脱发一般是指因为头皮受到外界的严重刺激，对毛囊造成了严重的损伤，进而导致毛囊死亡，由于头发生长的土壤被摧毁，所以头发也就不会再长了。

国际顶级科学杂志《自然》（Nature）上的一篇研究表

明，很多肥胖患者之所以脱发，也与毛囊相关，因为肥胖会引起毛囊干细胞耗竭，从而导致脱发[3]。另外，我们常说的植发技术，并非凭空给你植上头发，这项技术也是依赖于毛囊，一般是取人体后脑勺部位的毛囊作为发源，将这些毛囊从后脑勺移植到更加明显的脱发部位，实现"南水北调"。因此，毛囊可以说掌握着毛发生长的命脉。

根据脱发原因的不同，常见的脱发类型主要可分为：脂溢性脱发、斑秃、休止期脱发以及生长期脱发等。

1.脂溢性脱发

最常见的脂溢性脱发，又名雄激素性脱发，是一种雄激素代谢异常引起的脱发，在脱发人群中占比高达90%。我国最新的流行病学调查显示，我国男性患病率约为21.3%，女性患病率约为6.0%。[4]在脱发的表现上，男女略有区别:男性表现为发际线变高，两额角后退，顶部头发稀疏；女性表现为顶部头发变稀疏，但发际线并不后移。

雄激素导致脱发的终极杀手是雄激素里的二氢睾酮。二氢睾酮进入皮肤组织后，作用于头皮中的毛囊和皮脂腺，疯狂"收割"，使得头发减少变细，最后剩下几根"细毛"在空气中孤单摇摆，透露着最后的倔强。

2.斑秃

斑秃的出现总是很突然，没有规律，俗称"鬼剃头"。可能是易感人群在多因素的诱发下，某种免疫因子缺失，头皮局部毛囊的免疫豁免功能受到破坏，导致毛囊微环境改变，炎症细胞浸润等，进而破坏局部毛囊，使其生长周期改变，最后造成脱发。

3.休止期脱发

各种刺激使得处于休止期的毛囊数量增加，导致后面一段时间的脱发量增多，这就是休止期脱发。其中一种典型情况是产后脱发。孕期雌激素的升高使毛囊生长期延长，进入休止期的时间推迟，这部分头发会集中到产后脱落。这就是为什么有些女性孕期头发浓密，产后头发大量脱落的原因。

4.生长期脱发

处于生长期的毛囊受到化疗药物或者有毒物质的损害时，也会造成快速脱发。

如果已经出现了比较严重的脱发，建议大家明确脱发的

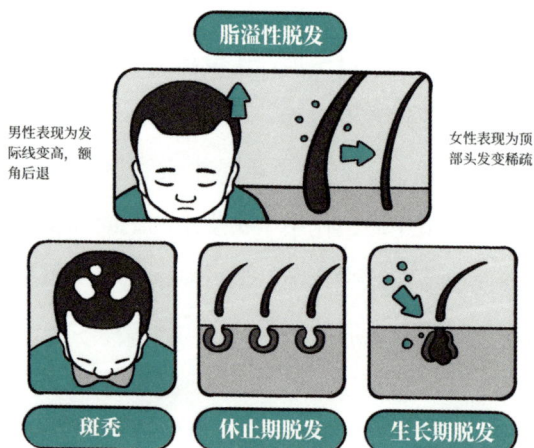

脂溢性脱发

男性表现为发际线变高，额角后退

女性表现为顶部头发变稀疏

斑秃　　休止期脱发　　生长期脱发

脱发的分类

原因，进行对症治疗。在专业医生的评估下使用一些口服或外用的药物，或是通过植发、戴假发（发片）等方式改善外观，另外平时也要注意加强预防和护理。

以下我整理了几条应对和预防脱发的方法，大家可以参考。[5-7]

1.洗头虽好，不可贪多，洗头过于频繁反而会损伤头皮屏障。一般建议在水温适宜的情况下，油性发质的人1~2天洗头1次；中性发质的人2~3天洗头1次；干性发质的人每周洗头1~2次。

2.洗发时用指腹轻揉头皮，切勿过度"摩擦"。

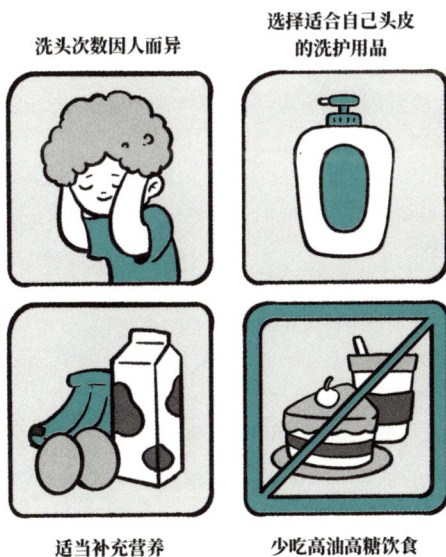

洗头次数因人而异　　　选择适合自己头皮的洗护用品

适当补充营养　　　少吃高油高糖饮食

预防脱发的方法

3.选择适合自己头皮类型的洗护用品。油性发质的建议选择控油和清洁型产品；干性发质的最好选择含有保湿滋润成分的产品。

4.毛囊的正常生长需要多种营养成分，如果饮食中长期缺乏蛋白质、维生素B以及铁、锌等微量元素，就容易出现毛囊萎缩、脱发。因此，应适量补充营养。

5.吃高油或高糖饮食，特别是长期饮用含糖饮料，都会使脱发的风险大大增加，因此为了留住头发的"芳心"，应保证健康均衡的饮食。

参考文献：

[1] 吴施楠.2019国民健康洞察报告发布,焦虑、睡不好、脱发困扰90后[DB/OL].(2019-01-11).https://www.sohu.com/a/288298475_128505.

[2] MYUNG P, ITO M. Dissecting the bulge in hair regeneration[J]. J Clin Invest, 2012, 122(2):448-454.

[3] MORINAGA H, MOHRI Y, GRACHTCHOUK M, et al. Obesity accelerates hair thinning by stem cell-centric converging mechanisms[J]. Nature, 2021, 595(7866):266-271.

[4]中国医师协会美容与整形医师分会毛发整形美容专业委员会.中国人雄激素性脱发诊疗指南[J].中国美容整形外科杂志,2019,30(1):前插1-5.

[5]中华医学会医学美学与美容学分会皮肤美容学组.头皮健康管理专家共识（2022）[J].中华皮肤科杂志,2022,55(10):843-849.

[6]陈蕾,范卫新.营养与脱发[J].临床皮肤科杂志,2010,39(4):262-264.

[7] SHI X J, TUAN H, NA X N, et al. The Association between Sugar-Sweetened Beverages and Male Pattern Hair Loss in Young Men[J]. Nutrients, 2023, 15(1):214.

4-12

年纪轻轻，怎么就心梗了？

大家都知道，心脏是我们身体中至关重要的器官之一，它负责将血液泵送到全身各个组织和器官。如果将心脏比作人体的发动机，那么为心脏供应血液的冠状动脉就相当于发动机的油路。一旦冠状动脉发生阻塞，就可能导致心肌梗死（简称"心梗"）。提到心梗，很多人想到的症状可能都是"胸口痛"，但实际上很多时候心梗前兆并不一定这么典型，如果认为只有胸口痛才预示着心梗，往往会导致患者错过最佳治疗时机。

一、心梗发生的先兆

典型的心梗主要表现为心前区压榨性疼痛伴大汗，对普通大众来说，还需要注意其他几个预警信息[1]：

1.多汗：发作时除胸口痛外，大汗淋漓也是心梗的典型症状之一。

2.上腹部疼痛：部分患者表现为上腹部不适，比如恶心呕吐、有饱胀感，甚至疼痛。

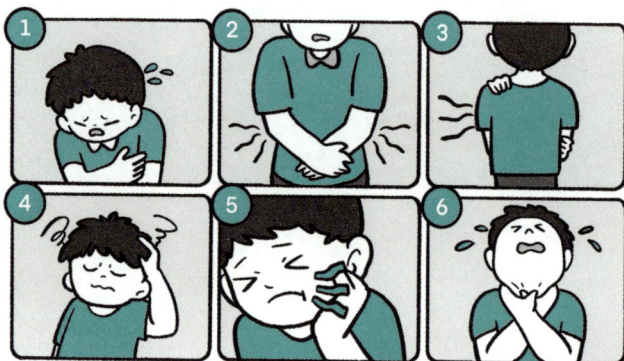

心梗的先兆

3.肩背部疼痛：疼痛可放射至其他部位，比如左肩胛部、右前胸、后背部、颈部等。

4.头晕：部分患者心梗前兆以神经系统表现为主，比如头痛、头晕，甚至意识丧失等。

5.牙痛：如果劳累或者激动后出现牙痛症状，务必警惕，可能是心梗前兆。

6.呼吸困难：疼痛可伴有呼吸困难、恶心呕吐或头昏眼花等。

二、警惕心梗年轻化

很多人觉得心梗患者肯定都是老年人，但近年来心梗的发病人群实际上越来越年轻化。现在年轻人普遍背负着很大的压力：房贷、车贷、职场竞争、养家糊口……

如影随形的焦虑、疲劳、吸烟、长期熬夜，或者高血压及糖尿病控制不佳等因素，都是年轻人患上心梗的导火索。

面对这些不良习惯和身体的预警，我们常常抱着侥幸心理，总觉得疾病离我们很遥远，但意外总是来得那么猝不及防。

三、心梗的高发季节

想必很多人都听过这样的说法，冬季是心梗高发的"魔鬼季节"。根据2018年《美国医学会杂志》子刊发表的一项研究，寒冷天气与心梗之间存在显著关系。研究发现，在气温低于0℃时，心梗的发生率较高；而当气温升至3～4℃以上时，心梗的发生率开始下降；气温每升高7.4℃，心梗发生的风险降低2.8%[2]。

四、心梗紧急处理

一旦发生心梗，就不要再强行活动了，最好就地卧倒，如果患者有呕吐症状，尽量将患者头侧向一边，避免误吸。

心梗发作时，如果身边没有陪同人员，要做以下三件事进行自救：

第一，立刻拨打120急救电话，第一个电话一定及时打给120，而不是给家人或者所谓医生朋友，避免耽误救治时间。

第二，保持房门开放，并在靠近门的适当位置平卧休息，以便急救人员顺利进入房间，并能在第一时间发现您。

第三，放松心情，耐心等待。要明白，心梗抢救就是一场与时间的赛跑，在早期能否快速并完全地疏通阻塞的动脉是决定心梗患者能否康复的关键。不一定非要去有名的医院，应该听从急救人员的指挥，就近选择有救治能力的医院。

当然，现实生活中还有很多疼痛及部位都不典型的心梗，甚至是无痛性的心梗。所以，养成健康的生活习惯，才是预防心梗最好的方法。

五、预防心梗的五大要点[3]

第一，合理搭配膳食，适当吃些新鲜蔬菜、粗粮和水果，避免高油高盐饮食；

第二，注意日常血压、血糖和血脂的控制和定期监测；

第三，养成规律运动的习惯；

第四，控制体重；

第五，戒烟酒。

参考文献:

[1] BYRNE R A,ROSSELLO X,COUGHLAN J J,et al. 2023 ESC Guidelines for the management of acute coronary syndromes[J]. Eur Heart J, 2023,44(38):3720-3826.

[2] MOHAMMAD M A,KOUL S,RYLANCE R,et al. Association of Weather With Day-to-Day Incidence of Myocardial Infarction:A SWEDEHEART Nationwide Observational Study[J]. JAMA Cardiol, 2018,3(11):1081-1089.

[3]中华医学会心血管病学分会,中国康复医学会心脏预防与康复专业委员会,中国老年学和老年医学会心脏专业委员会,等. 中国心血管病一级预防指南基层版[J]. 中华心血管病杂志,2023,51(4):343-363.

4-13
♡　奇痒无比的荨麻疹，一次说清

怎么会突然就得荨麻疹了？荨麻疹需要忌口吗？如何减少荨麻疹的发作呢？我们来一次说清楚。

荨麻疹是一种常见的皮肤病，是由于皮肤、黏膜小血管扩张和渗透性增加而出现的局限性水肿，且女性患病率比男性高[1]。因其发病像"风"一样来去匆匆，俗称"风团""风疙瘩"。

荨麻疹的诱因

其实荨麻疹发作的诱因可以分为外源性和内源性两大类[2]，外源性诱因包括：

1.食物（最常见）

比如鱼虾、禽蛋这些富含动物蛋白的食品；还有些人饮酒也会诱发荨麻疹；部分人还会因某些食品添加剂而诱发荨麻疹。

2.物理因素

首先是日光照射，有人遇到紫外线照射或者可见光，就会诱发荨麻疹。

其次是温度变化，有的人遇到冷空气或者冷水会在接触部分诱发荨麻疹，有的人则会在皮肤遇热时起荨麻疹，前者被称为"冷接触性荨麻疹"，后者被称为"热接触性荨麻疹"。

还有一些人遇到压力和摩擦等会诱发荨麻疹，而且荨麻疹可以发生在身上任何部位，但仔细观察会发现，很多人起荨麻疹以腰带压迫部位或者衣服、皮肤容易摩擦的部位更加多见。

3.吸入物

尘螨、植物花粉、动物皮毛等，也是比较常见的诱因。

4.药物

部分人在服用阿司匹林、青霉素或者磺胺类等药物后也会出现荨麻疹，这类人应记录下自己容易过敏的药物，在今后的治疗中尽量避免使用。

5.植入物

部分人在体内植入心脏瓣膜、人工关节、骨科用钢板等

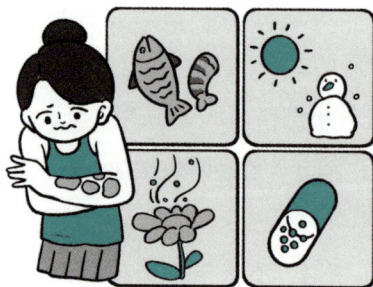

荨麻疹的部分诱因

植入物后会出现荨麻疹。

较于外源性诱因，内源性诱因具备更强的隐蔽性，很难明确或者被发现。比如有的人会因为某段时间劳累、精神压力大、紧张而诱发荨麻疹或者致其加重，还有人荨麻疹发作与慢性隐匿性感染（细菌、病毒、寄生虫、真菌等感染）引起的自身炎症反应相关，特别是儿童，病毒或细菌感染期间或之后可能发生急性荨麻疹。

现在我们应该知道得了荨麻疹是否需要忌口了。如果是疑似与食物相关的荨麻疹，可以记录食物日记，寻找可能的食物因素并加以避免；如果是由压力、运动或冷热等因素诱发的荨麻疹，则不需要忌口。

荨麻疹的症状

"风团"加"皮肤瘙痒"，是其最典型的症状。风团一般表现为局限性隆起的红色斑块，通常中央区会相对有一点点苍白。风团的大小不一，可能是圆形、椭圆形等。大部分患者会有剧烈的瘙痒感，有的患者在夜间症状会更加严重。

急性荨麻疹还是慢性荨麻疹？

对于这个区分，目前主要是以时间为划分依据：

病程≤6周的为急性自发性荨麻疹；

病程>6周的为慢性自发性荨麻疹。

如何应对荨麻疹？

1.避免诱因最重要。日常写好荨麻疹日记，记录下自己平时在食用哪些食物或者接触哪些物品后出现或者加重了荨麻疹，从而避免以后再接触这类东西，降低发病概率。

2.由于情绪和精神压力也可诱发荨麻疹，慢性荨麻疹患者的心理应激和情绪负担甚至会造成病情的加重和反复发作，所以在生活中应尽量保持心情愉悦，以缓解症状。

3.目前在药物治疗上，首选的还是第二代的非镇静抗组胺药物（成人和儿童皆适用），比如西替利嗪、左西替利嗪、氯雷他定、地氯雷他定、非索非那定、阿伐斯汀等，具体药物使用方法，建议遵医嘱。

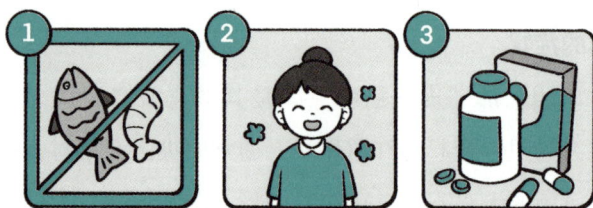

如何应对荨麻疹

参考文献:

[1] LI J Q,MAO D D,LIU S S,et al. Epidemiology of urticaria in China:a population-based study[J]. Chin Med J(Engl),2022,135(11):1369-1375.

[2]中华医学会皮肤性病学分会荨麻疹研究中心. 中国荨麻疹诊疗指南(2022版)[J].中华皮肤科杂志,2022,55(12):1041-1049.

第五章

女孩们，

你们并不孤单

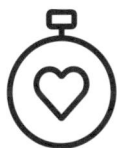

5-I
⏱ "大姨妈"，你真的了解吗？

在医学上，女性的子宫内膜伴随卵巢的周期性变化而发生周期性剥脱和出血的现象，被称为月经。月经是女性生殖功能成熟的标志之一，可以说是让女性朋友又爱又恨的老朋友。月经的形状、周期以及伴随症状的变化都可能预示着某些疾病，算得上女性健康的"阴晴表"。那么就让我们来好好认识一下这位"老朋友"。

月经周期，又被称为生理期，是女性在生理上的循环周期，大致可以分成三个阶段[1]：

1.卵泡期

一般是月经周期的第1~14天。这个阶段卵泡快速生长，雌激素分泌增加，子宫内膜逐渐生长增厚，直到排卵完成。

2.黄体期

一般是月经周期的第15~28天。排卵后形成的黄体会分泌大量的雌激素和孕激素，子宫内膜还会进一步增厚，同时分泌大量黏液，利于早期胚胎的植入。

3.月经期

时间与卵泡期的早期有所重叠。如果排卵后未发生受精，黄体就会萎缩退化，伴随雌激素、孕激素水平的突然降低，子宫内膜血供减少，最后剥落，形成我们常说的"月经出血"。若受孕，黄体就会发育成为妊娠黄体，继续分泌大量的雌激素和孕激素，以利胚胎植入。

虽然月经周期的到来或多或少都会带来不适感，但它给女性身体带来的好处却是实打实的。[2]

1.生殖道的自然防御

子宫内膜周期性地排出，一方面能筛除掉不够优秀的胚胎，预防高侵袭性的细胞遗留下来对母亲造成伤害；另一方面，减少了内膜坏死的机会，保证每个月都有新生的子宫内膜。

2.锻炼造血功能

伴随周期性的失血，骨髓的造血功能也得到了锻炼和加强。

3.提示身体状态

通过观察月经是否规律、月经量是否正常、月经期症状，能及时发现可能的怀孕或者一些妇科疾病。

那么，怎么知道月经是否正常呢？

第一点，看月经频率是否正常。一般周期在21天到35天之间都属于正常。

第二点，看月经是否规律。如果近1年月经的周期变化超过7天，那就属于不规律。

第三点，关注经期长度。经期大于7天就属于经期延长。

第四点，看经期出血。如果自己觉得经血变多，甚至到了影响生活质量的程度，那就属于月经过多；如果发现经血呈点滴状，较以往明显减少，则属于月经过少。[3]

正常月经及范围[3]

月经的评价指标	术语	范围
周期频率	正常	（28±7）d
	月经稀发	>35 d
	月经频发	<21 d
	闭经	≥6个月月经不来潮
周期规律性	规律月经	<7 d
	不规律月经	≥7 d
经期长度	正常	≤7 d
	延长	>7 d
经期出血量	月经过多	自觉经量多，影响生活质量
	月经过少	自觉经量较以往减少，呈点滴状

如果有月经不调症状，该怎么办呢？

1.不做"冻美人"：经期注意保暖，避免寒冷刺激，食物最好以温热的为主。如果有痛经，可以试着通过热敷促进腹部的血液循环。

2."粮草先行"：吃一些像豆制品、鸡蛋这一类的高蛋白食物，也可以补充一些含铁丰富的食物，像动物内脏、腰果等。

3."养精蓄锐"：不要剧烈运动，最好不要有剧烈的情绪波动，多休息，避免过度疲劳。

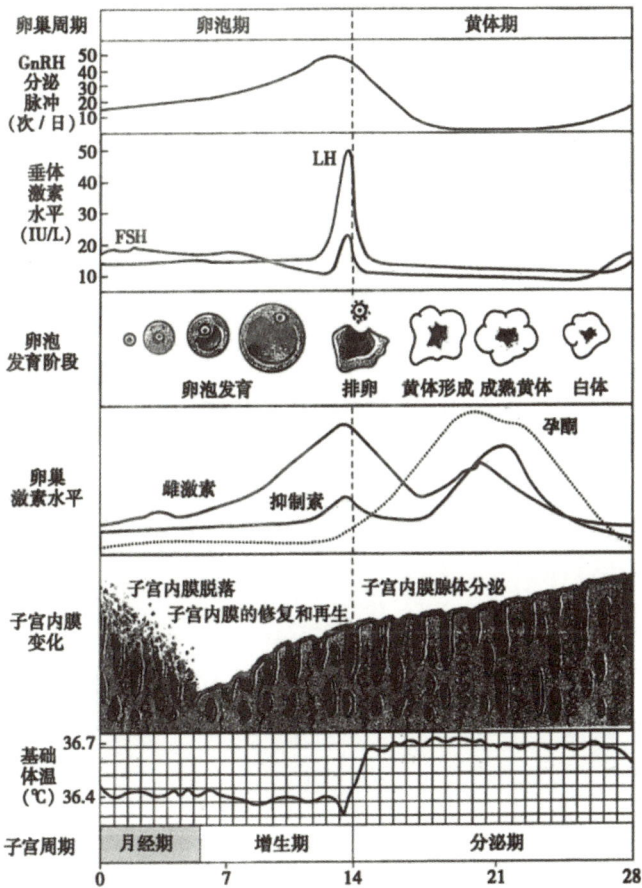

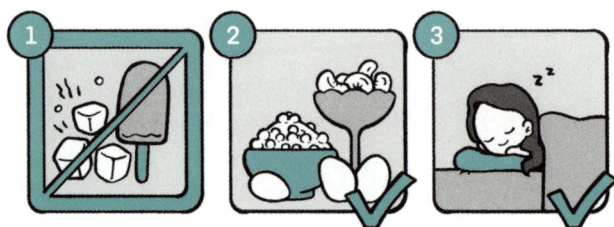

月经不调的解决方式

参考文献：

[1] 王庭槐.生理学[M].9版.北京:人民卫生出版社,2018:410.

[2] JARRELL J. The significance and evolution of menstruation[J]. Best Pract Res Clin Obstet Gynaecol, 2018,50:18-26.

[3] 中华医学会妇产科学分会妇科内分泌学组. 异常子宫出血诊断与治疗指南(2022更新版)[J]. 中华妇产科杂志，2022，57(7):481-490.

5-2

♡ 体重疯涨，月经不规律?
罪魁祸首可能是它

20多岁，本该是青春洋溢的美好年纪。而有的女生却因为月经异常、不孕、多毛、肥胖等陷入烦恼。什么原因呢？可能是多囊卵巢综合征（PCOS）在"作妖"。

什么是多囊卵巢综合征呢？

这是一种在女性中较为常见的内分泌紊乱和代谢失调综合征，高发年龄段是20~35岁。在育龄女性中，它的患病率是6%~10%[1]。典型的多囊患者，是其体内过高的雄激素导致卵巢里出现了大量无法发育成"优势卵泡"的小卵泡，也就是B超检查下的"多囊卵巢"。

多囊卵巢综合征的病因目前尚不明确，可能与遗传、代

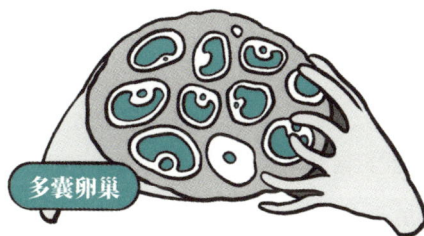

多囊卵巢

多囊卵巢综合征示意图

谢性紊乱、神经内分泌系统失调等密切相关。

可以确定的是，月经稀发、闭经或不规则子宫出血是诊断多囊卵巢综合征的必需条件。

另外，多囊卵巢综合征的确诊还需要符合下列两项中的任一项：（1）有高雄激素临床表现或高雄激素血症；（2）超声下表现为多囊卵巢。同时逐一排除其他可能引起排卵异常的疾病和引起高雄激素的疾病，才能诊断为多囊卵巢综合征。[2]

多囊卵巢综合征具体有哪些表现呢？

1.月经异常

月经异常主要表现为周期不规律、量少，有的人月经周期大于35天，甚至发生闭经。

2.高雄激素

主要表现为多毛、痤疮、脱发和男性化体征，这是多囊卵巢综合征比较典型的临床表现。

3.胰岛素抵抗相关的代谢异常

主要是肥胖和黑棘皮病。50%的多囊患者会出现肥胖或超重症状，并且以腹型肥胖为主，俗称胖多囊。黑棘皮病是高胰岛素血症在皮肤上的表现，呈现为角化过度和色素沉着，主要发生在腋窝、颈部和腹股沟。

4.不孕

不孕主要是多囊患者排卵异常造成的。而且，肥胖多囊患者的不孕率更高。

多囊卵巢综合征除了会影响女性的月经周期、生育以及外形，伴随胰岛素抵抗、肥胖等代谢异常，还会导致2型糖尿病、子宫内膜癌和心脑血管疾病等并发症的发病风险增加。[3]

目前，多囊卵巢综合征的治疗方法包括生活方式的改变（控制饮食和运动）、用药（如降胰岛素的药物、降雄激素的药物等）。研究表明，多囊患者通过调整生活方式，能够降低并发症，减轻症状，甚至恢复正常月经，自然受孕。

因此，对多囊的姑娘来说，"管住嘴，迈开腿"非常重要：

1.应该多吃三种食物：高纤维食物，如花椰菜、绿叶蔬菜、青椒等；高蛋白食物，如鸡蛋、鸡肉、鱼等；抗氧化的食物，如坚果、草莓、蓝莓等。

2.有些食物应该少吃：高碳水食物，如甜点、含糖饮料、面包等；促发炎症的食物，如油炸食品、红肉、加工的肉类食品等。

3.配合运动必不可少：每周3~5次，每次30~60分钟，选择一项自己喜欢的运动，骑车、游泳、慢跑都行，重在坚持！

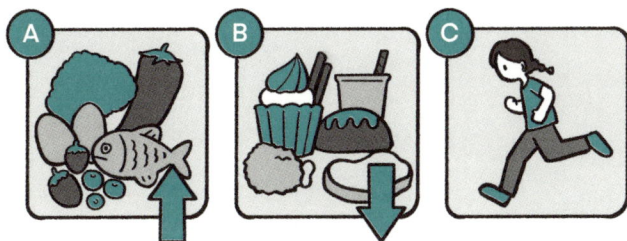

多囊卵巢综合征缓解小技巧

参考文献：

[1] FAUSER B C, TARLATZIS B C, REBAR R W, et al. Consensus on women's health aspects of polycystic ovary syndrome (PCOS) : the Amsterdam ESHRE / ASRM-Sponsored 3rd PCOS Consensus Workshop Group[J] . Fertil Steril, 2012, 97 (1): 28-38. e25.

[2] 中华医学会妇产科学分会内分泌学组及指南专家组. 多囊卵巢综合征中国诊疗指南[J]. 中华妇产科杂志，2018，53(1):2-6.

[3] 中国医师协会内分泌代谢科医师分会. 多囊卵巢综合征诊治内分泌专家共识[J]. 中华内分泌代谢杂志，2018，34(1):1-7.

5-3

经前总有"无名火"？

月经期的不适几乎是绝大多数女生每个月都会经历的，但很多女生月经前的变化却被忽视了。

很多女性应该都有这样的经历：来月经前的几天突然变得焦虑、容易生气，这种熊熊燃烧的"无名火"，甚至让自己都感到莫名其妙且难以控制。部分女生还有头痛、胸痛、腹胀等身体上的不适，上班没精神，学习也难以集中注意力，但等月经来了以后，这把"无名火"就很快消失了。

如果每次月经前都有这种"无名火"，一定要警惕是不是患上了"经前期综合征"（premenstrual syndrome, PMS）。经前期综合征表现为一组月经来潮前出现的以情感、行为及躯体障碍为特征的症状。当女性有月经初潮后就可能在今后的每次月经来之前发生经前期综合征。[1]该症状多发于25~45岁女性，我国50%~80%的育龄期女性都经历过经前期综合征。

经前期综合征的不适症状出现的时间往往是在月经前的1~2周，然后逐渐加重，月经前的1~2天通常最为严重，在月经来后又会自行恢复正常。

经前期综合征最常见的症状[2]包括：

1.情感症状：易激惹（易怒）是最具特征性的症状，此外还伴有容易焦虑、紧张、抑郁悲伤、食欲改变、兴趣减弱等症状。

2.躯体症状：最常见的躯体症状是腹胀感和疲劳感增加，部分人还有头痛、胸痛、潮热等症状。

3.行为症状：注意力下降、记忆力减退、工作效率降低等。

很多时候，周围人会把这些症状当作患者在闹"小脾气"或者"小情绪"，甚至认为是无理取闹。

目前，虽然经前期综合征的确切病因并不明确，但研究认为，它的发生可能与情绪、精神因素、孕激素不足、雌激素分泌过多，以及维生素B_6的缺乏等因素相关。

实际上经前期综合征可并不是简单的"小情绪"，它的周期性反复发作会影响很多女性的生活质量，严重者甚至会发展成为经前期烦躁障碍（premenstrual dysphoric disorder, PMDD）。这是经前期综合征最严重的形式，这类患者的自杀意念和风险也会增高。[3-4]

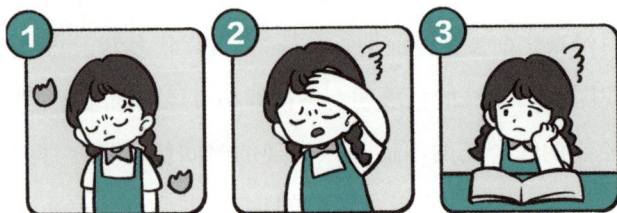

经前期综合征的部分症状

如果有类似症状，建议积极就诊，另外也可以尝试一些自行缓解的小技巧[5]：

1. 适当运动：散步、慢跑等有氧的轻度运动，都有助于缓解负面情绪。

2. 家人朋友提供情感支持：既然我们知道这并不是"要小性子"或者"作"，那么家人朋友就应给予更多的陪伴和理解。这里要提醒男朋友一定要减少"直男自杀式"行为。

3. 有腹胀感时不要吃咸的食物或者难以消化的食物，避免进食过多加重症状。

4. 适当补充点维生素E、维生素B，或许会有帮助。

5. 如有头痛等躯体疼痛症状，可以在医生指导下，合理使用非甾体抗炎药等止痛药来缓解疼痛。

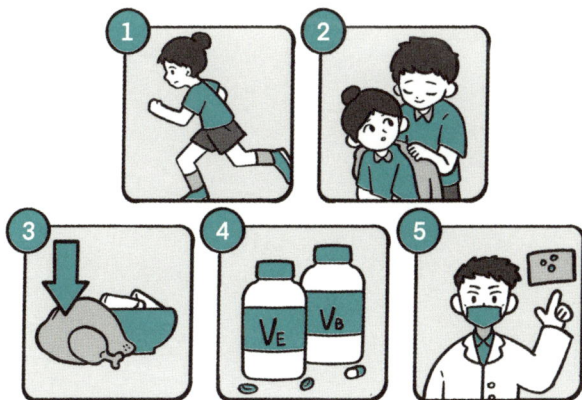

经前期综合征的缓解小技巧

参考文献：

[1]RAPKIN A J, WINER S A. Premenstrual syndrome and premenstrual dysphoric disorder: quality of life and burden of illness[J]. Expert Rev Pharmacoecon Outcomes Res, 2009,9(2):157-170.

[2]高明周,杨焕新,刘欢,等.经前情感障碍证中西医分型探讨[J].中华中医药学刊,2018,36(7):1587-1590.

[3]YAN H H, DING Y D, GUO W B. Suicidality in patients with premenstrual dysphoric disorder-A systematic review and meta-analysis[J]. J Affect Disord, 2021,295:339-346.

[4]PILVER C E, LIBBY D J, HOFF R A. Premenstrual dysphoric disorder as a correlate of suicidal ideation, plans, and attempts among a nationally representative sample[J]. Soc Psychiatry Psychiatr Epidemiol, 2013,48(3):437-446.

[5]STEEGE J F, BLUMENTHAL J A. The effects of aerobic exercise on premenstrual symptoms in middle-aged women: a preliminary study[J]. J Psychosom Res,1993,37(2):127-133.

5-4　为什么痛经时会拉肚子？

痛经已经让人痛苦不堪，有些人甚至在痛经时还要经历拉肚子的折磨。

造成这一切的元凶很可能是"前列腺素"。

痛经分为原发性痛经和继发性痛经，原发性痛经指的是没有生殖器器质性病变的痛经，占痛经的比例在90%以上。原发性痛经的发生主要与月经发作时子宫内膜中前列腺素含量增高有关。月经期子宫内膜脱落时，子宫内膜细胞释放前列腺素，进而刺激子宫肌层收缩。

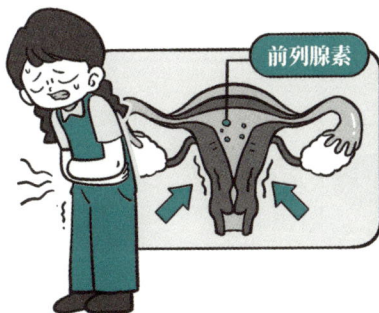

前列腺素

痛经与经期腹泻都与前列腺素有关

本来前列腺素的"使命"是刺激子宫收缩，促进经血的排出。凡事过犹不及，一旦前列腺素不小心释放多了，对子宫的刺激过于强烈，就会导致痛经。

前列腺素可不只是待在子宫里，还可能进入血液循环作用于胃肠道，加剧胃肠道平滑肌的收缩，引起腹泻。[1]这是月经期间腹泻最常见的原因之一。当然，部分女性也可能由月经期间的精神因素导致情绪性腹泻，特别是本身有肠易激的患者。如果在经期腹泻的同时，还伴有周期性便血的情况，就要考虑可能是子宫内膜异位症。这种情况建议及时去医院就诊。

从原发性痛经的形成原因来看，罪魁祸首正是前列腺素。目前市面上常见的止痛药，比如对乙酰氨基酚、布洛芬等，都能有效抑制引起痛经的物质——前列腺素的合成与释放，进而缓解疼痛。

很多人都担心吃止痛药会成瘾，其实使用不当会导致成瘾的是阿片类药物，比如很有代表性的吗啡、芬太尼、舒芬太

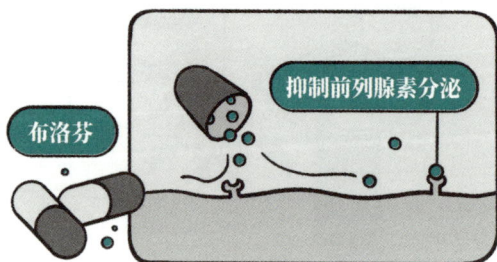

吃布洛芬后身体的变化

尼，它们也是"红处方"的管制药物，这类药物别说是普通人，即便是医生也需要有相应的处方权才能开具；而我们常见的止痛药，比如苯胺类的对乙酰氨基酚、非甾体类抗炎药的布洛芬，并不会导致成瘾。

加拿大妇产科医生协会（SOGC）在其制定的原发性痛经诊疗指南中[2]，就明确将对乙酰氨基酚和非甾体类抗炎药作为推荐药物。

那么止痛药应该什么时候吃呢？很多人都是到痛的时候才吃，吃完感觉还是痛，就觉得效果不好，但药物从吃进去到消化吸收起效需要时间，一般需要1~2小时，而且它们的作用是抑制前列腺素的合成与释放，对已经分泌出来的前列腺素没什么办法。

所以，正确的做法是提前吃，这样可以尽量减少前列腺素的合成，把疼痛降到最低。

另外，服药前大家要认真阅读说明书，并且遵守医嘱，对容易引起胃肠道反应的止痛药，可以与食物一起吃，或者餐

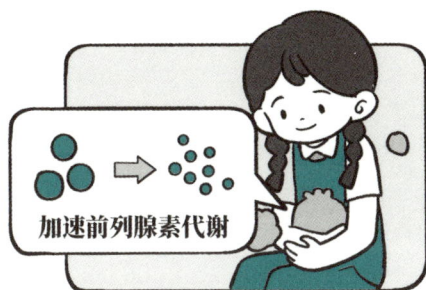

热敷可缓解痛经

加速前列腺素代谢

后服用，这样可以在一定程度上减少恶心、呕吐、食欲减退等消化道症状；有胃部疾病的朋友应谨慎使用。

这里给大家总结了几点缓解经期拉肚子的小建议：

1.止痛药提前吃，减少前列腺素的产生。

2.用热毛巾或暖宝宝热敷，促进盆腔的血液循环，加速前列腺素的代谢过程。

3.控制饮食，少吃冷的、辣的食物，减少对胃肠道的刺激。

参考文献：

[1] BERNSTEIN M T, GRAFF L A, AVERY L, et al. Gastrointestinal symptoms before and during menses in healthy women[J]. BMC Womens Health, 2014,14:14.

[2] BURNETT M, LEMYRE M. No. 345-Primary Dysmenorrhea Consensus Guideline[J]. J Obstet Gynaecol Can, 2017,39(7):585-595.

5-5

♡ 你是子宫肌瘤偏爱的那类人吗？

　　子宫肌瘤是女性最常见的良性肿瘤，就像是子宫里长了"肉疙瘩"。通常，它不会引起明显的症状，因此大多数人都是在体检时偶然发现的。作为一个良性肿瘤，是不是就意味着可以不管它了呢？如果肌瘤大到开始压迫其他器官，并引起相关症状，或是导致月经过多和贫血，这时候就需要考虑做手术了。

　　从青春期到绝经后的女性都可能患子宫肌瘤，平均每4个育龄期的女性就有1个患病。[1]拥有如此高的发病率，子宫肌瘤有它偏爱的"对象"吗？

　　目前，子宫肌瘤的确切病因尚未完全研究清楚，可能跟

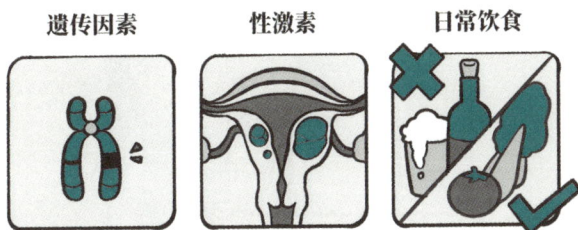

遗传因素　　　　性激素　　　　日常饮食

诱发子宫肌瘤的三种因素

遗传因素、性激素和日常饮食有关。[1-2]

1.遗传因素：一方面，子宫肌瘤患者的女性一级亲属的患病风险升高；另一方面，子宫肌瘤患者中约有40%~50%的人存在染色体结构异常，因此它的发生可能与遗传因素相关。

2.性激素：经统计发现，子宫肌瘤高发于性激素分泌旺盛的育龄期女性，在青春期之前的女性中少见，在绝经后的女性中发育停止或缩小。此外，摄入激素会引起子宫肌瘤增大，通过药物抑制性激素的分泌能使子宫肌瘤缩小。

3.日常饮食：目前的研究表明，饮酒可能与子宫肌瘤发生风险升高有关；而摄入绿色蔬菜和水果，会降低子宫肌瘤的发生风险。[3]

基于这三种学说和目前的研究结果，我们认为，子宫肌瘤比较偏爱的人群有以下特征：

年龄>40岁、初潮年龄小、未生育、晚育、肥胖、患有多囊卵巢综合征、接受过激素补充治疗、黑色人种，以及有子宫肌瘤家族史。

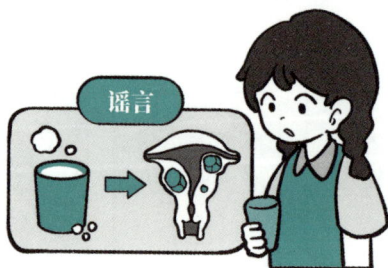

喝豆浆不会增加患子宫肌瘤的风险

说到性激素，不少人就要问了：那喝豆浆会得子宫肌瘤吗？

答案是不会！

大豆中的植物雌激素，像我们熟知的大豆异黄酮，确实有类似雌激素的作用，但效果要弱得多。另外目前的研究揭示了它的"双向调节作用"，也就是体内激素水平低的时候，它能代替雌激素发挥作用；体内雌激素比较高的时候，它又会起到抑制作用。[4]

大家现在可以放心喝豆浆了！

另一类容易与激素挂上钩的食物，应该是鸡肉了。鸡肉富含蛋白，价格亲民，目前没有证据表明它会影响子宫肌瘤的发生发展，可以放心食用。

那么，是否真有哪些饮食习惯会增加患子宫肌瘤的风险呢？答案是有。比如：

1.饮酒，特别是喝啤酒；

2.子宫肌瘤与BMI增加相关，因此，容易导致肥胖的高糖

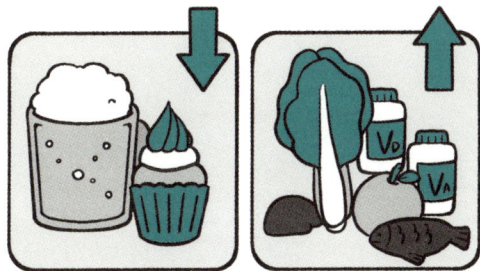

预防子宫肌瘤，建议少吃与多吃的食物

高脂、高热量食物都要少吃；

3.摄入违规添加雌激素的保健品。

最后，给大家整理了几类可以多吃的食物：

1.绿叶蔬菜和水果，特别是柑橘类水果；

2.富含维生素A的膳食，像动物肝脏、鱼类、海产品等；

3.富含维生素D的食物。

参考文献：

[1] 子宫肌瘤的诊治中国专家共识专家组. 子宫肌瘤的诊治中国专家共识 [J] . 中华妇产科杂志,2017,52 (12): 793-800.

[2] STEWART E A, LAUGHLIN-TOMMASO S K. Uterine fibroids (leiomyomas): Epidemiology, clinical features, diagnosis, and natural history[DB/OL]. (2024-07-16). https://www.uptodate.com/contents/uterine-fibroids-leiomyomas-epidemiology-clinical-features-diagnosis-and-natural-history.

[3] WISE L A, RADIN R G, PALMER J R, et al. Intake of fruit, vegetables, and carotenoids in relation to risk of uterine leiomyomata[J]. Am J Clin Nutr, 2011,94(6):1620-1631.

[4] ZHAO T T, JIN F, LI J G, et al. Dietary isoflavones or isoflavone-rich food intake and breast cancer risk: A meta-analysis of prospective cohort studies[J]. Clin Nutr, 2019,38(1):136-145.

5-6

乳腺增生、乳腺结节，
离乳腺癌有多远？

　　每年拿到体检单，不少女性看到"乳腺增生""乳腺结节"就开始心里发怵，它们跟乳腺癌有关系吗，是否需要引起重视呢？

　　首先，我们来看看乳腺的基本结构。

　　乳腺的结构有点像一棵倒着生长的树。腺泡是乳腺最小的结构单位，每10~100个腺泡组成一个乳腺小叶，乳腺小叶间的乳管汇集成乳腺导管，最终在乳晕处汇集，以乳头为中心

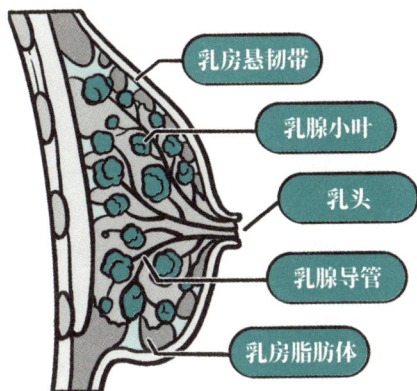

乳房悬韧带

乳腺小叶

乳头

乳腺导管

乳房脂肪体

乳腺的基本结构

呈放射状排列。

乳腺增生，也叫乳腺增生症，是乳腺的一种良性病变，多发于30~50岁女性。它既不是炎症，也不是肿瘤，而是乳腺组织上皮细胞的过度增生。据统计，10个女性里面可能8个都有乳腺增生。

乳腺的生长受性激素的调控，乳腺增生主要是由内分泌功能紊乱引起的[1]，包括：

1）雌孕激素比例失调；

2）乳腺性激素受体异常；

3）催乳素升高。

乳腺细胞和乳腺导管受到刺激后发生增生，不能消退就会形成肿块，也就是我们能摸到的"小疙瘩"，同时伴有乳房胀痛，这是乳腺增生的两大典型症状。这也是为什么快来月经时，乳房会胀痛的原因。在这个阶段，随着雌激素水平的升高，乳腺导管上皮增生，引起乳房肿胀。经期过后，随着雌激素水平的下降，胀痛感会自行消失。

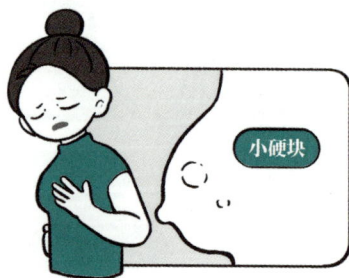

乳腺增生生理现象

乳腺增生本身是一种生理现象，一般无须进行治疗。乳腺增生的危害，其实主要来自心理压力。有人担心乳腺增生发展成乳腺癌。其实不用过度焦虑，乳腺增生属于良性病变，如果症状不严重，一般可以自行缓解。只有极少部分经病理诊断确诊为不典型增生的病例有发展成乳腺癌的风险。

再来说一下乳腺结节。

乳腺结节并不是一种疾病，而是对乳腺发生改变这种现象的描述。乳腺增生、乳腺炎、乳腺囊肿、乳腺癌都可能引起乳腺结节，因此发现后一定要重视。

乳腺结节以良性居多，所以不用过度担心。那么什么样的乳腺结节容易恶变呢？我们在乳腺B超单上能看到一项BI-RADS（乳腺影响报告与数据系统）分级，可以通过它来进行初步判断。[2]

BI-RADS分级

BI-RADS分级	恶性概率	建议
0级	无法评估	补充影像学检查
1级	0%	正常乳腺，每年做常规检查
2级	0%	良性病变，每年定期复查
3级	0%~2%	基本是良性病变，3~6个月定期复查
4A级	2%~10%	进一步穿刺明确病理结果。如果是良性，可以半年复查一次；如果是恶性，积极配合治疗
4B级	10%~50%	
4C级	50%~95%	
5级	95%~100%	典型恶性，手术切除活检
6级	病理证实为乳腺癌	积极配合治疗

通过这张表，我们能清楚地了解不同级别的结节对应的恶性概率。可以说，BI-RADS 4级是良性病变与恶性病变的分水岭。

由于乳腺发生癌变时并没有明显的症状，因此定期检查非常关键。

1.乳房自检：在月经的第7~10天，看（突起或凹陷，是否对称，是否红肿）、摸（有无肿块）、挤（乳头有无溢血、溢液）、查（腋窝下有无肿大的淋巴结）。

2.乳腺癌筛查，具体多久查一次，怎么查，可以参照中国抗癌协会推荐的乳腺癌筛查方法[3]：

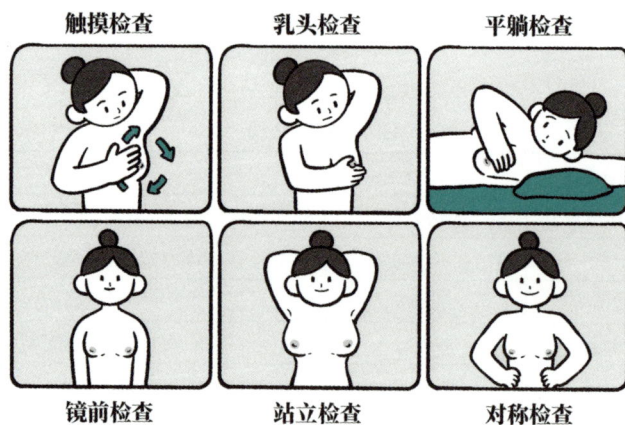

乳房自检方法

乳腺癌筛查法

	20~39岁 （限高危人群）	40~70岁	70岁以上
筛查频率	每年1次	每年1~2次	每年1~2次
乳腺X线检查	√	√	√
乳腺超声检查	√	√（限致密型乳腺）	√（限致密型乳腺）

乳腺癌高危人群包括：

1）直系亲属（母亲、女儿及姐妹）有乳腺癌或卵巢癌史的；

2）30岁之前接受过胸部放疗的；

3）既往有乳腺导管或小叶不典型增生，或者有小叶原位癌的；

4）月经初潮年龄小于12岁，或绝经年龄大于55岁的。

参考文献：

[1]中华预防医学会妇女保健分会乳腺保健与乳腺疾病防治学组.乳腺增生症诊治专家共识[J].中国实用外科杂志,2016,36(7):759-762.

[2]American College of Radiology. Breast Imaging Reporting & Data System (BI-RADS ®)[DB/OL]. [2024-07-07].https://www.acr.org/Clinical-Resources Reporting-and-Data-Systems/Bi-Rads.

[3] 中国抗癌协会乳腺癌专业委员会.中国抗癌协会乳腺癌诊治指南与规范(2021年版)[J].中国癌症杂志,2021,31(10):954-1040.

5-7

"宫颈糜烂"不是病

　　"宫颈糜烂"这个词曾困扰过很多女性，不少女性在妇科检查时听到这个词都会担惊受怕，甚至不自觉地将它与"宫颈癌"画上等号。这一方面是因为"糜烂"这个词太吓人，另一方面是因为从外观来看，早期宫颈癌和宫颈糜烂的症状十分相像。

　　但是，两者的发病机理实际上完全不同：

　　"宫颈糜烂"这个词最早是从英文"cervical erosion"翻译而来的。这里的"erosion"其实有上皮脱落、溃疡等多重意思，因此将其翻译成"糜烂"并不恰当。长期以来，这种翻译给病人增加了不必要的担心，也造成了对于宫颈糜烂的过度医疗。

　　所谓"宫颈糜烂"实际上是一种生理现象，这个术语更多形容的是外观上看到的变化——宫颈出现了类似糜烂样的改变。[1]但这种改变其实是在雌激素作用下，宫颈管内的柱状上皮细胞发生了外移。它只是看起来跟糜烂很像，并不是真正的糜烂，真正的糜烂应该是有细胞组织的溃烂或者缺失。

"宫颈糜烂"在女性生育期发生率比较高，这是因为生育期女性体内的雌激素处于较高的水平，引起宫颈柱状上皮外移到宫颈表面，这其实是宫颈正常的生理变化。女性在绝经后，由于体内雌激素低下，一般宫颈会比较光滑。

比较而言，宫颈癌却是实实在在的病理状态，几乎绝大部分宫颈癌都是高危型HPV长期、持续感染所致。宫颈上皮细胞在HPV持续感染刺激下，引发癌前病变，最终发展成癌并侵袭穿过基底膜。有数据显示，在99.7%的宫颈癌中可检出HPV。[2]

所以，宫颈糜烂与宫颈癌之间没有绝对的因果关系，甚至从医学角度来说，单纯的宫颈糜烂都不能算作一种疾病，毕竟这是一种生理性改变，健康的人也可能出现。鉴于宫颈糜烂这个名词带来的误导性，我国早在2008年出版的第7版《妇产科学》教材中，就已经取消"宫颈糜烂"这一说法，以"宫颈柱状上皮异位"代替，目前我国妇产科也基本上不再使用这个词，这个词正逐步退出历史舞台。

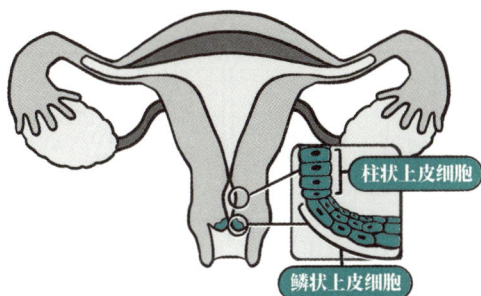

柱状上皮细胞

鳞状上皮细胞

宫颈糜烂是一种生理性改变

当然，也有一些医师仍然沿用以前的说法，称其为"宫颈糜烂"。更有甚者，一些为经济利益考虑的医疗机构，对"宫颈糜烂"大做文章。不管是不是宫颈有炎症或者有癌变，一上来就做激光、做冷冻。要知道，这些物理治疗可能让宫颈失去弹性，宫颈管变狭窄，甚至导致不孕不育。因此，在接受治疗前应当谨慎考虑。

那么，如果检查出来有宫颈糜烂样改变，该怎么办呢？

1.首先需要排除宫颈癌病变；

2.通过TCT检测（液基薄层细胞学检查）和HPV检测之后，如果发现不是宫颈癌病变，则不需要着急治疗；

3.如果发生宫颈柱状上皮异位的同时，还伴有白带增多、性生活出血等症状，就需要进行治疗了。

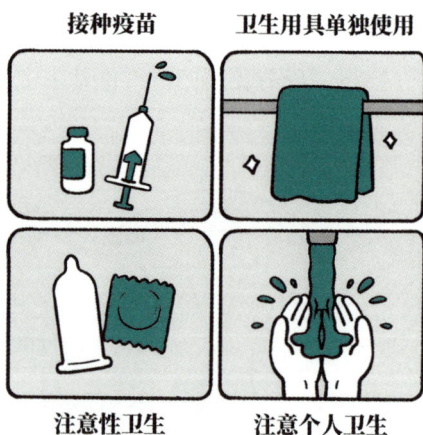

接种疫苗　　卫生用具单独使用

注意性卫生　　注意个人卫生

远离宫颈癌的日常生活建议

参考文献：

[1] 杨慧霞, 狄文, 朱兰. 妇产科学. 2版. 北京: 人民卫生出版社, 2021:292.

[2] WALBOOMERS J M, JACOBS M V, MANOS M M, et al. Human papillomavirus is a necessary cause of invasive cervical cancer worldwide[J]. J Pathol, 1999, 189(1):12-19.

5-8

HPV 阳性，还能怀孕吗?

"本来想备孕，到医院做孕前检查，结果查出来感染了HPV病毒，医生让我继续检查，看看有没有病变，我真怕自己会得宫颈癌。"

HPV阳性一定会得宫颈癌吗? 感染HPV影响怀孕吗? 接下来我们就来谈谈关于HPV感染"那些事"!

在我国，宫颈癌是第二大女性恶性肿瘤，每年新发病例在11万左右。而高危型HPV持续感染是宫颈癌的主要病因。

目前约有200多种HPV型别从人体中鉴定出来，根据致癌潜力，可将其分为高危型和低危型:[1]

高危型HPV主要引起宫颈、肛门、生殖器癌,包括：HPV16/18/31/33/35/39/45/51/52/56/58/59/68。

低危型ＨＰＶ主要引起生殖器疣和良性病变，包括HPV6/11等。

疾病及其相关的HPV亚型

疾病	HPV亚型
扁平疣（低危）	3、10、27、28、41
寻常疣（低危）	1、2、4、7、27、29、40、54
疣状表皮发育不良（低危）	5、8、12、14、15、17、19、25、38、46、47、49、50
尖锐湿疣（低危）	6、11、16、18、31、33–35、39、51、64–68、70、73
鲍温样丘疹病（低危）	16、18、39、42
宫颈上皮内瘤（高危）	6、11、16、18、31、33、35、43、44、51、56、58、61
浸润性宫颈癌（高危）	16、18、31、33、35、39、45、51、52、56、58、59、68
阴茎癌（高危）	16、18
肛门癌（高危）	16、18
外阴癌（高危）	16、18

HPV的传播途径主要包括[2]：

1）性传播：这是最主要的传播途径。

2）母婴传播：如果孕妇感染HPV，分娩过程中，婴儿通过产道时就容易因为密切接触而被感染。

3）皮肤黏膜接触传播：除宫颈外，HPV也可感染身体其他部位，如口腔、咽喉、皮肤和肛门等，均可通过直接或间接接触传播。

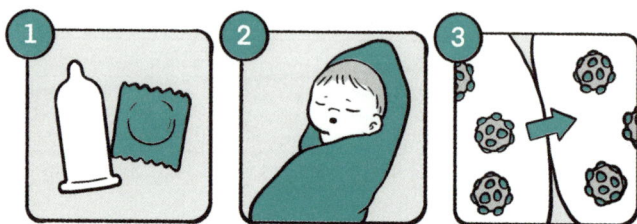

HPV的传播途径

大多数HPV感染是一过性的，超过80%的感染会在2年内自然清除。只有少数女性会出现HPV持续感染，经过10~20年最终发展为癌变。

宫颈癌有三级预防策略：

一级预防：HPV疫苗+健康教育+安全性行为。

二级预防：宫颈癌筛查+癌前病变治疗。

三级预防：宫颈癌治疗，根据临床分期，开展手术、放化疗等疗法，控制病情发展和恶化。

目前已上市的HPV疫苗有二价、四价和九价。"价"不同，代表它预防的HPV型别数量不同。

不同HPV疫苗对比

	二价	四价	九价
能预防的HPV亚型	高危型16、18	高危型16、18 低危型6、11	高危型16、18、31、33、45、52、58 低危型6、11

续表

	二价	四价	九价
主要功能	预防70%宫颈癌	预防70%宫颈癌 预防90%尖锐湿疣	预防90%宫颈癌 预防85%阴道癌 预防80%宫颈癌前病变 预防95%肛门癌
适用人群	9至45岁	9至45岁	9至45岁
接种程序	0、1、6	0、2、6	0、2、6
采购价格	580元/针	798元/针	1298元/针

宫颈癌的筛查包括三个层次的检查：

1）细胞学检查：通过TCT查看宫颈细胞是否有异常。

2）病毒学检查：HPV病毒检查。

3）阴道镜下宫颈活检，必要时通过宫颈锥切明确病变。

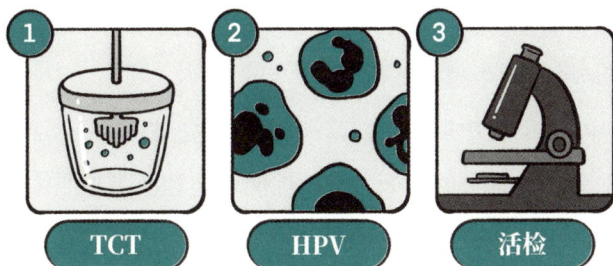

宫颈癌的筛查方法

附一张美国宫颈病理协会推荐的筛查方法：

宫颈癌筛查法

人群	建议筛查方法
<21岁	无须筛查
21–29岁	每3年1次TCT
30–65岁	每5年1次TCT+高危型HPV联合筛查（首选）
	每3年单独TCT筛查（可选）
>65岁	先前宫颈癌筛查全部阴性者不再做筛查
子宫切除术后	没有宫颈，并且在过去25年内没有CINZ（宫颈上皮内瘤变二级）或更严重病史，或从未患过宫颈癌的人，无须继续筛查
已接种HPV疫苗	与未接种相同

因此，尽早接种疫苗，注意个人卫生，定期做宫颈癌筛查是关键！

HPV阳性，还能怀孕吗？

现有证据认为，HPV感染不是妊娠的绝对禁忌。[3]但有三种情况需要注意：

1）合并有生殖道其他感染

HPV感染会增加其他细菌和病毒的易感性。

对于HPV感染的孕妇，细菌性阴道病和沙眼衣原体的感染率明显高于正常孕妇。而这些感染与妊娠不良结局有关，因此建议治疗后再考虑妊娠。

2）高危型HPV感染

孕前检查发现是高危型HPV感染的女性，如果在宫颈细胞学和阴道镜检查后，排除了生殖道癌和上皮内病变，是可以怀孕的。

3）有尖锐湿疣

生殖道尖锐湿疣主要与低危型HPV6型和11型感染有关，妊娠期内尖锐湿疣生长迅速，数目多，体积大，一般建议积极治疗湿疣后再考虑妊娠。

做个小结：

1.尽早接种疫苗，注意个人卫生，定期做宫颈癌筛查是关键。

2.孕前检查发现高危型HPV感染的女性，只要排除下生殖道癌和高级别上皮内病变，是可以怀孕的。

参考文献：

[1]中华预防医学会疫苗与免疫分会.子宫颈癌等人乳头瘤病毒相关疾病免疫预防专家共识(简版)[J].中国病毒病杂志,2019,9(6):401-418.

[2] LACOUR D E, TRIMBLE C. Human papillomavirus in infants: transmission, prevalence, and persistence[J]. J Pediatr Adolesc Gynecol, 2012, 25(2):93-97.

[3]谢锋,李笑天.人乳头瘤病毒感染与妊娠[J].实用妇产科杂志,2018,34(12):897-899.

5-9

HPV 疫苗怎么打？

常接到不少私信，问我该不该打HPV疫苗，要打哪种，打完能保护多久，等等，这篇攻略也许能解决你的疑惑。

1. 接种前你需要了解的

HPV是什么，和宫颈癌是什么关系，如何预防？

HPV就是人乳头瘤病毒。目前已经鉴定出200多种HPV型别，根据致癌潜力，可将其分为高危型和低危型。[1]宫颈癌是我国第二大女性恶性肿瘤，而高危型HPV持续感染是宫颈癌的主要病因。

HPV主要是通过性行为传播、母婴传播等途径传播的，通过皮肤黏膜的接触传播也有可能。目前宫颈癌的预防方法主要包括减少不安全性行为、接种HPV疫苗和定期进行宫颈癌筛查。

2. 如何判断自己是否需要接种HPV疫苗

感染了，再打疫苗还有效吗？

自然感染HPV所产生的抗体并不能预防相同型别HPV的再次感染。而HPV疫苗对相应型别HPV的再感染有显著的保护效力。因此，无论是否存在HPV感染，都推荐适龄女性接种HPV疫苗。并且，接种之前是不需要做HPV检测的。

处于备孕、怀孕、哺乳期或月经期，能接种吗？

备孕或妊娠期女性建议推迟到妊娠期结束之后再接种。部分女性由于在经期有不同程度的不适，建议在非经期进行接种。

由于针对哺乳期女性接种HPV疫苗后的安全性研究数据的缺乏，哺乳期女性在接种时还是应当谨慎。

普通和特殊人群（女性）HPV疫苗接种的推荐级别[2]如下：

不同人群HPV疫苗接种推荐级别

	不同特征	推荐级别
普通人群	9~26岁女性	优先推荐
	27~45岁女性	推荐
特殊人群	妊娠期女性	不推荐
	哺乳期女性	谨慎推荐
	有HPV感染或细胞学异常的适龄女性	推荐
	有HPV相关病变治疗史的适龄女性	推荐
	有遗传易感和宫颈癌发病高危因素的适龄女性	优先推荐

3. 如何选择HPV疫苗以及接种过程中遇到的问题

HPV疫苗有哪些接种人群和接种程序？

目前在内地使用的HPV疫苗有三种，包括二价、四价和九价。这里的几"价"，指的是可以预防几种病毒亚型。九价就代表这种疫苗能预防九种HPV亚型。

HPV疫苗特点和接种程序[2]如下：

HPV疫苗特点和接种程序

项目	国产二价HPV疫苗	进口二价HPV疫苗	进口四价HPV疫苗	进口九价HPV疫苗
预防型别	16/18	16/18	6/11/16/18	6/11/16/18/31/33/45/52/58
适合人群	9~45岁女性	9~45岁女性	9~45岁女性	9~45岁女性
免疫量	共接种3剂	共接种3剂	共接种3剂	共接种3剂
接种程序	第0、1、6个月，9~14岁接种3剂	第0、1、6个月	第0、2、6个月	第0、2、6个月

打完二价或四价的HPV疫苗，还能接种九价HPV疫苗吗？

根据疫苗说明书，如果完成四价HPV疫苗的3剂接种，至少间隔12个月之后才能接种九价HPV疫苗，并且接种3剂。但由于二价和四价疫苗保护的持久性，短时间再接种九价HPV疫苗的性价比是比较低的。

二价或四价的HPV疫苗没打完，能改打九价HPV疫苗吗？

由于目前没有关于使用九价HPV疫苗进行交叉接种的研究，所以不推荐在二价或四价的HPV疫苗没打完的时候，改打九价HPV疫苗。[3]

4. 接种后的注意事项

接种后，能保护多久？打了HPV疫苗还需要做宫颈癌筛查吗？

一些长期随访证明，HPV疫苗有长达14年的保护效力。[2] 由于HPV所包含的型别有限，所以一个人即使接种了疫苗，也可能感染其他型别的HPV。因此，即使接种了HPV疫苗，依然需要定期进行宫颈癌筛查。

参考文献：

[1]福建省海峡两岸精准医学协会HPV感染疾病专业委员会.HPV感染疾病相关问题专家共识(2017)[J].医学研究生学报,2017,30(12):1238-1241.

[2]中华医学会妇科肿瘤学分会,中国优生科学协会阴道镜和宫颈病理学分会.人乳头瘤病毒疫苗临床应用中国专家共识[J].协和医学杂志,2021,12(2):189-201.

[3] MIN K J, KWON S H, KIM K, et al. Clinical guideline for 9-valent HPV vaccine: Korean Society of Gynecologic Oncology Guideline[J]. J Gynecol Oncol, 2019,30(2):e31.

5-10

查出甲状腺结节，要开刀吗?

如果让大家投票选出体检报告中的"常客"，那么"甲状腺结节"必然有一席之地。甲状腺结节常见到什么程度呢?通过高分辨率超声检查发现，一般人群甲状腺结节的患病率为20%~76%[1]。也就是说，平均每5个人里面至少就有1个人患有甲状腺结节。而且，女性的患病率显著高于男性。

有人一看自己长甲状腺结节了，就有点慌:这是不是得切掉?不切会不会癌变?归根结底得搞清楚这个结节是良性的还是恶性的，再来判断是否需要切掉。

首先，我们来认识一下甲状腺结节。

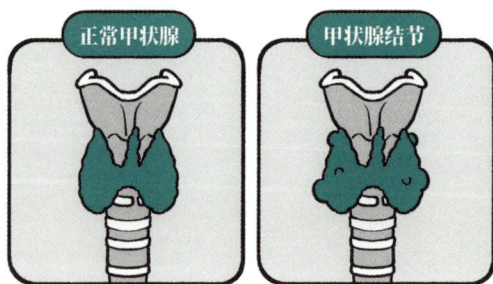

甲状腺结节示意图

甲状腺的外形有点像一只蝴蝶，两个侧叶分布在气管的两侧，中间的峡部将两个侧叶连接起来。作为一个内分泌腺体，甲状腺会分泌甲状腺激素，促进生长发育和新陈代谢。

甲状腺结节是甲状腺细胞在局部异常生长引起的散在团块，常见的结节类型包括结节性甲状腺肿、甲状腺腺瘤、甲状腺囊肿和甲状腺癌。当然，甲状腺结节中的大多数属于良性结节，恶性结节仅占5%~15%[1]。

那么如果发现甲状腺结节，该怎么办呢？

如果是摸到甲状腺有肿块，就需要做颈部超声检查和甲状腺功能检查。

颈部超声检查可以确定"甲状腺结节"是否存在，并且测量甲状腺结节的大小、数量、质地、有无血供等情况。如果经检查确认为纯囊性结节或海绵状改变的结节，就可以放轻松了。这属于良性结节，如果没有明显症状，只需要定期复查即可。

这里注意了，如果超声检查单上出现了"低回声""边界不规则""微小钙化""血供丰富"等任何一种描述，请一定要重视！这些描述很可能预示着甲状腺癌。这时候需要做穿刺活检，明确诊断。如果确认是恶性结节，推荐尽早手术。

通过对甲状腺结节的患病影响因素进行分析发现[2]，绕开这几个不良因素，也许能让你成功"避雷"：

1.吸烟：吸烟可以使甲状腺结节的患病率升高；

2.体重超标：体重指数越大，多发性甲状腺结节的发生率越高；

3.碘摄入量缺乏或超标：二者都可能导致甲状腺结节的发生。

有人说，如果我已经有甲状腺结节了，是不是以后加碘盐、海产品就都不能吃了？

对于碘摄入量的限制要根据甲状腺功能来决定：

1.如果是甲状腺功能正常的甲状腺结节患者，平时正常饮食即可；

2.如果是甲状腺结节合并甲状腺功能减退的患者，可以吃加碘盐，也可以适当少吃紫菜、海带等高碘食物；

3.如果是甲状腺结节合并甲亢的患者，那就需要"忌碘饮食"了，吃无碘盐，像含碘高的食物要严格忌食。

参考文献：

[1] 中华医学会内分泌学分会，中华医学会外科学分会，中国抗癌协会头颈肿瘤专业委员会,等. 甲状腺结节和分化型甲状腺癌诊治指南[J]. 中国肿瘤临床,2012,39(17):1249-1272.

[2] 于晓会,单忠艳.甲状腺结节的病因与流行病学趋势[J].中国普外基础与临床杂志,2011,18(8):800-802.

5-II

♡　备孕期间，叶酸这么吃才正确

很多孕妇为了预防胎儿出生缺陷，会在备孕期间补充叶酸。出生缺陷是指胎儿由于遗传、环境、染色体或基因异常等因素而在生长发育过程中出现一系列诸如神经管畸形、先天性心脏病、唇腭裂等结构和功能异常的疾病，其在我国的发生率约为5.6%[1]。

随着人们对健康孕育越来越重视，妊娠期补充叶酸的重要性也得到越来越多的关注。叶酸，实际上就是维生素B₉，它是细胞增殖、机体生长发育不可或缺的微量营养素，因其在绿叶中含量丰富而得名。

露西·维尔斯（Lucy Wills）早在1931年就发现在B族维生素缺乏的饮食中添加酵母能预防贫血；1935年，有研究者发现酵母和肝脏提取液对猴子贫血的症状有一定的改善作用；1939年，有研究者在肝中发现了抵抗贫血的因子，将其命名为VBc；直到1945年，安吉尔（R.B.Angier）等人在合成蝶酰谷氨酸时，发现以上所有的因子都是同一种物质，即叶酸。所以，叶酸又叫抗贫血因子、VBc、蝶酰谷氨酸等[2]。

随着科学的进步，人们对于叶酸的研究也越来越深入。大量的循证医学证据表明，备孕及孕期补充叶酸，可有效降低神经管畸形、唇腭裂、先天性心脏病等出生缺陷的发生率。[3]

我国的《围受孕期增补叶酸预防神经管缺陷指南（2017）》[4]中明确提出：

1. 无高危因素的妇女应从怀孕前至少3个月开始，每日增补0.4或0.8 mg叶酸，到妊娠满3个月为止；

2. 患先天性脑积水、先天性心脏病、唇腭裂、肢体缺陷、泌尿系统缺陷，或有上述缺陷家族史，或一、二级直系亲属中有神经管缺陷生育史的妇女：建议从可能怀孕或孕前至少3个月开始，每日增补0.8～1.0 mg叶酸，直至妊娠满3个月；

3. 有神经管缺陷生育史的妇女，以及有夫妻一方患神经管缺陷等危险因素的妇女，则建议从孕前至少1个月起，每日增补4 mg叶酸，直到妊娠满3个月。

美国预防医学工作组，也建议计划怀孕的女性每日补充

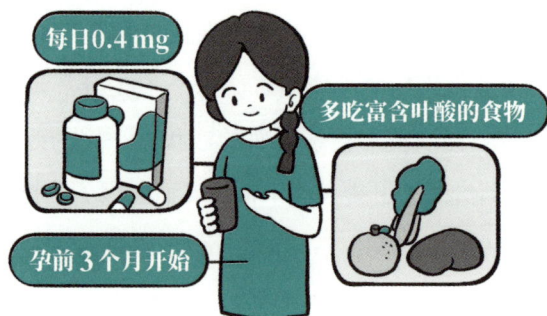

叶酸的使用方式

0.4 ~ 0.8 mg叶酸。[5]

国内学者曾对36 716例新生儿做过一项回顾性分析，其中出生缺陷患儿共有494例，这些病例包括了先天性心脏病、唇腭裂、指（趾）畸形、脊柱裂和外耳畸形等。通过分析，他们发现补充叶酸组相比于未补充组，出生缺陷的发生率降低了28.1%。[6]

我国2016年发布的《备孕妇女膳食指南》也明确建议计划怀孕的妇女和孕妇应每天补充0.4 mg叶酸。[7]从孕前3个月开始补充叶酸，不仅可以在一定程度上降低出生缺陷的发生率，还可以增加受孕成功的概率。

有补充叶酸需求的准妈妈，从孕前3个月开始，就应该多

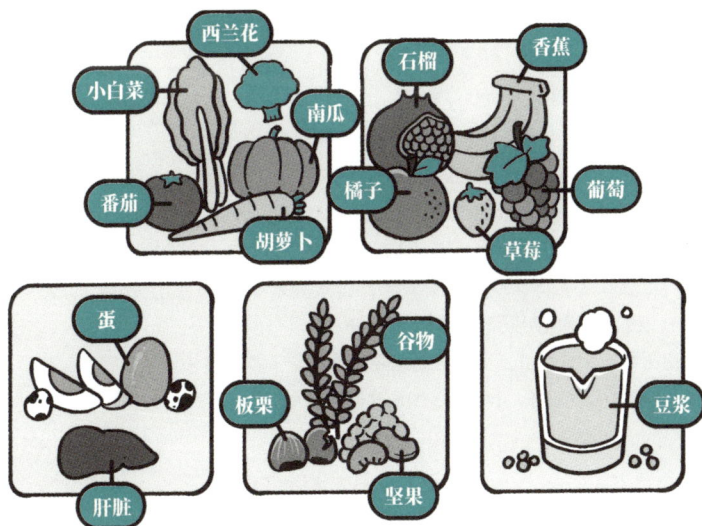

哪些食物含有叶酸

吃新鲜的蔬菜、水果、肉类等食物，这些食物中都含有一定的叶酸。但天然食物中的叶酸属于还原性叶酸，易受环境影响，不仅稳定性差，生物利用率也较低，所以食补剂量往往不足。因此，可以考虑通过稳定性和生物利用率相对更高的叶酸补充剂（氧化型单谷氨酸叶酸）来进行补充。

（以上仅作为科普知识宣传，不作为诊疗意见）

参考文献：

[1]中华人民共和国卫生部. 中国出生缺陷防治报告(2012)[S]. 北京: 中华人民共和国卫生部,2012:1.

[2]王安妮,丁新,冯欣.孕期叶酸水平对子代生长发育影响的研究进展[J]. 中国药学杂志,2020,55(14):1138-1142.

[3]包燕,钱碧霞,谢妮.个体化补充叶酸对新生儿出生缺陷的影响[J].中国妇幼健康研究,2019,30(3):338-341.

[4]围受孕期增补叶酸预防神经管缺陷指南工作组.围受孕期增补叶酸预防神经管缺陷指南(2017)[J]. 中国生育健康杂志,2017,28(5):401-410.

[5] BIBBINS-DOMINGO K,GROSSMAN D C,CURRY S J,et al. Folic acid supplementation for the prevention of neural tube defects:US preventive services task force recommendation statement[J].JAMA,2017,317(2):183-189.

[6] 刘雅丽,陈宣华,张凤敏,等.妊娠期孕妇营养状况与胎儿发生出生缺陷的相关性研究[J].山西中医学院学报,2015,16(5):56-58.

[7] 中国营养学会膳食指南修订专家委员会妇幼人群膳食指南修订专家工作组.备孕妇女膳食指南.临床儿科杂志,2016,34(10):798-800.

第六章

家庭药箱
与健康体检篇

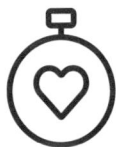

6-1

体检前的注意事项

如果要评选当代成年人最害怕的事情，我想"体检"应该有一席之地吧！体检报告出来了之后既想看又不敢看的心情，我是深有感触的。

需要注意的是，体检可不是定期做就行了。有些细节如果不注意，就可能导致体检白做了。来看看，这3件事你都做对了吗？

• 体检项目，你选对了吗？

由于年龄、职业等因素的差异，每个人需要筛查的疾病并不相同。因此，个性化地选择适合自己的方案，才能最大可能地发现问题。

我们来看看，除了常规项目，针对每个年龄段还需要重点关注哪些项目。

1）20~30岁年龄段：这个阶段许多人开始步入婚姻，属于生育期，需要重点关注一下传染病、生殖系统疾病和皮肤病。

2）30~40岁年龄段：这个阶段大家普遍工作压力大，饭局多，因此要特别关注血糖、糖化血红蛋白、体脂率的变化。

3）40~50岁年龄段：这个阶段大家的生活和工作压力都比较大，需要注意脂肪肝、心血管疾病和癌症等疾病。对于癌症筛查，胃肠镜检查可以筛查消化道癌症，肺部CT可以筛查肺癌，乳腺癌可以通过乳腺超声或乳腺X线筛查，宫颈癌可以通过HPV联合宫颈细胞学检查进行筛查。

● **你的体检项目，需要空腹吗？**

做有些检验项目的时候，医生会提醒大家一定要空腹。那有哪些常见项目是需要空腹的呢？

1）部分血液检查：空腹血糖、血脂、胰岛素、泌乳素、肝功能、肾功能、免疫球蛋白等血清免疫学检查。

2）增强CT、腹部CT、腹部超声检查，包括胆囊、肝脏和胰腺等部位的超声检查。

3）碳13和碳14尿素呼气试验检查，胃镜、肠镜检查，消化道钡餐检查等。

● **体检之前的8项准备，你都做到了吗？**

1）不要暴饮暴食

如果在体检前3天吃了过于油腻的食物，会导致甘油三酯明显升高。饮酒同样会有影响。

2）注意忌口

在体检前3天吃猪肝、猪血和菠菜等食物，都会影响大便隐血检测的结果，导致出现假阳性。辛辣刺激的食物也要尽量少吃。

3）空腹时间得达标

空腹时间最好达到10~12小时。

4）采血前不要大量喝水

大量喝水会稀释血液，影响检测结果的准确性。

5）体检前3天不要做剧烈运动

剧烈运动对肝功能、血糖、肌酐等含量都有影响，但适度的运动可以照常进行。

6）照常服药

像高血压等慢性病患者还是要照常服药，如不清楚是否需要停药，可提前咨询医生。

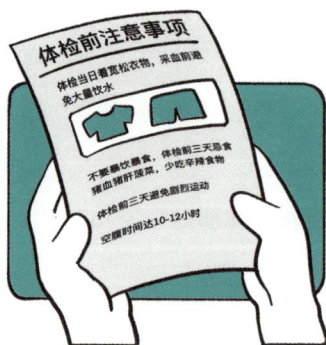

体检前注意事项

7）衣着宽松舒适

为了方便穿脱，不要穿连衣裙、连裤袜。贴身的衣物上不要有金属装饰物。

8）女性体检注意事项

如在生理期要避免做尿常规、大便常规、妇科检查和阴道彩超。如在备孕或已孕，则不能做CT扫描、碳14尿素呼气试验检查、骨密度检查等放射性项目。

6-2
服药时被你忽视的"水温"

很多人在服药时最关注的问题往往是"一天吃几次，每次吃多少"，再细心点的会注意"餐前还是餐后"。但大部分人都会忽略"水温"的问题，再加上大家有一种迷信"万能的热水"（一般指60℃以上的水）的传统观念，导致不管什么药都用热水服用。殊不知，许多药物"天生怕热"，一遇热水就会降低药效，甚至完全失效。[1-2]

给大家做了一个总结：

1.活性菌类

大部分的活性菌都不耐高温，用开水进行冲泡或送服会将其灭活，从而失去治疗作用。

常见的有酪酸梭菌活菌散、双歧杆菌三联活菌胶囊、双歧杆菌三联活菌制剂、复合乳酸菌胶囊、复方嗜酸乳杆菌片等。

2.消化酶类制剂

酶是一种活性的蛋白质，一旦遇到高温，则容易发生变性凝固，从而失去应有的催化作用，导致疗效降低或消失。

常用的有复方胃蛋白酶散、复方淀粉酶口服溶液、胰蛋白酶、多酶片、酵母片等。此类药中主要含蛋白酶、淀粉酶、脂肪酶。

3.活疫苗类

像儿童服用的脊髓灰质炎减毒活疫苗，就是一种混合糖丸疫苗，对热非常敏感，低温条件下比较稳定，如果用热水送服的话，很容易将疫苗杀死，影响免疫效果。

使用活疫苗类建议用凉开水或者温水送服，并且至少要等半小时后才能吃热食或者饮用热水。

4.止咳糖浆

止咳糖浆类为复方制剂，较黏稠，如急支糖浆、复方甘草合剂、蜜炼川贝枇杷膏等。服用后，糖浆覆盖在发炎的咽部黏膜表面形成一层保护膜，能减轻黏膜炎症反应，阻断刺激而缓解咳嗽。同时，止咳药吸收后可直接发挥镇咳作用。若用热水冲服，会降低黏稠度，不易形成保护层，也就起不到减轻刺激、缓解咳嗽的作用，从而使药效大大降低。

另外，喝完糖浆后5~10分钟内尽量要少喝水。[3]

5.胶囊制剂

装入胶囊的药物大多对胃黏膜和食管有刺激，或易被消化液分解破坏。其中，对于缓释胶囊，需完整吞服才能使药物剂量均衡释放，从而发挥其最佳药效。胶囊壳的主要成分是明胶，若用热水吞服，胶囊会融化粘连，里面的药物也会迅速释放出来。这样不仅影响口感，而且影响药物的有效性和安全性。

6.阿莫西林

阿莫西林易水解，随温度升高水解速率加快，且水解后形成高分子聚合物，可引起类似青霉素过敏等症状。

因此，在冲服阿莫西林颗粒时，应控制好水温，最好在40℃以下温开水或凉开水冲后尽快服用，不宜久放。

7.维生素

常用的有维C、维生素B_1、维生素B_2等，部分维生素由于类性质不稳定，所以遇热后易被氧化还原分解而失去药效。

8.含挥发成分的中药（中成药）

像金银花、薄荷、藿香等有特殊的香味，这是因为它们富有具有药用价值的挥发油。但是这些成分并不稳定，遇热容易挥发和分解。因此含这些药物的颗粒剂或者冲剂，建议冲服水温不超过40℃。

为了方便记忆，给大家做一个小小的分类：

1.适合选择温开水的：活性菌类和消化酶类制剂、胶囊制剂、维生素类；

2.适合选择凉开水的：活疫苗类、阿莫西林。

参考文献：

[1]陈炜,杜光.这六类常备药不宜热水送服[J].北方人(悦读),2017,7:50.

[2]陈日益.哪些药物不宜用热水送服[J].保健医苑,2009,7:37.

[3]王慧.吃药时该怎么喝水[J].农村新技术,2018(1):64.

6-3

♡ 服药时被你忽视的"饮水量"

有的人吃药时需要"咕噜咕噜"喝很多水，有的人吃药时只需要抿一小口水就能吞下，但除了每个人服药时饮水习惯不同外，其实很多药本身对"饮水量"也有一定的要求。

1.需要大量喝水服用的药物

①容易对消化道黏膜造成损伤的药物：比如氯化钾、阿司匹林、四环素、泼尼松等，这些药物容易对消化道黏膜产生刺激，使患者出现恶心、呕吐、腹痛、腹泻等不适，严重时甚至可以导致消化道溃疡及出血，服用这些药物时应多喝水，饮水量可以在200 ml以上。[1]

②部分抗生素：如诺氟沙星片、左氧氟沙星片等喹诺酮类药物，复方磺胺甲噁唑片等磺胺类药物，这些药物的代谢产物通过肾脏排泄，会在尿液中析出结晶，可引起结晶尿、血尿和管型尿等，部分患者可发生间质性肾炎或者肾小球坏死等。[2]

③抗病毒药物：如阿昔洛韦等，这些药物也容易引起尿

中不溶性结晶的形成，所以服药期间应大量饮水。

④盐类导泻药：如硫酸镁，用于导泻时，需要在服用后，同时饮下100~400 ml的水，因为硫酸镁可以自组织中吸取大量的水分而导致患者脱水，大量饮水一方面可以加速导泻，另一方面也可以防止脱水。

⑤解热镇痛类药物：如对乙酰氨基酚、布洛芬等退热药，服后会使人大量出汗，部分体弱者甚至会因大量出汗出现低血容量性休克，服药前后可以多喝点水，补充人体对水的需求，防止体内水电解质代谢紊乱。

⑥可能产生口干的药品：如阿托品、山莨菪碱片、颠茄合剂等，服药后也应多喝水，可以缓解口干的症状。

2.需要少喝水服用的药物

①用于保护胃黏膜的抗酸药物：如铝碳酸镁咀嚼片（达喜）等，服药时一般只需少量水送服即可，且服药后半小时不宜喝水。

这类药物具有独特的大分子层状网络结构，所以它们进入胃中会变成无数不溶解的细小颗粒，保护胃黏膜免于胃酸的侵蚀。

服用这类药物时，如果喝很多水会稀释药物，使覆盖在受损胃黏膜上的药物颗粒减少，保护膜变薄，降低治疗作用。

②常用的消化道黏膜保护剂：如蒙脱石散，其具有较强

的吸附力，药物可均匀地覆盖在肠腔表面，通过层纹状结构和非均匀性电荷的分布，对消化道内的病毒、细菌产生极强的固定和抑制作用，故每次服药时只需50 ml左右温开水水冲服即可，避免饮水过多造成稀释，影响药物的覆盖。

3.不宜喝水的药物

①止咳类药物：如止咳糖浆、复方甘草合剂等，这类药物服用后，药物会黏附在咽喉部，直接作用于患处，从而起到消炎、止咳作用，如果喝过多水，会使局部药物浓度降低。一般要求服完止咳糖浆5～10分钟后再喝水。

②含服或含漱剂：预防心绞痛发作的药物，如硝酸甘油片，需舌下含服，无须用水送服；像复方氯己定等含漱剂在使用后也不宜马上饮水，会影响药效。

参考文献：

[1]王慧.吃药时该怎么喝水[J].农村新技术,2018,1:64.

[2]彭明炜.吃药时喝水少会损害身体[J].求医问药,2007,7:42.

6-4

常用体检项目

很多人都想抽空给自己和家人安排一次健康体检，定期体检可以帮助我们对全身各个脏器进行检查、评估和筛查，以了解身体各器官的健康状况，排查是否有潜在疾病的蛛丝马迹，及时对受检者提出针对性的预防、治疗方案或健康建议。

但体检套餐总让人眼花缭乱，很多人都不知道究竟该如何选择，甚至觉得价格越贵或者项目越多越好，实际上，适合自己的才是最好的。今天给大家进行一个简单的梳理。

1.基础项目

①一般检查（身高、体重、血压、腰围等）；

②实验室检查（包括血常规、尿常规、大便常规、肝肾功能、电解质、血脂、空腹血糖、乙肝两对半等）；

③辅助检查：包括心电图、X线检查、超声检查（肝胆胰脾、双肾、膀胱）；

④眼科、口腔、耳鼻喉检查。

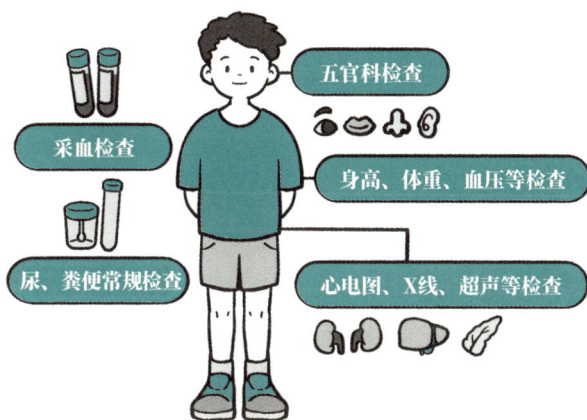

常规体检项目

2.个性化选择

由于每个人的具体情况都有差异，大家可以根据年龄、性别、职业、生活习惯或家族史、既往史、用药史等情况进一步增加个性化的检查项目。如果有条件最好向医生咨询，详细描述自己的病情或者基本情况等，然后增加相应项目。

3.以下内容可以作为参考

①针对中老年人群：

建议增加肿瘤标志物、骨密度、心脏彩超、颈部血管彩超、眼底检查，以及肺部CT、C13呼气试验、消化内镜检查等；有头晕、头痛等症状的可以增加头部CT或者磁共振检查。

②针对女性：

常规妇科检查、子宫双附件B超、白带常规、乳腺检查等；

可以考虑增加甲状腺功能、甲状腺B超（甲状腺疾病以女性多见）检查；

女性30岁之后应每3年做1次TCT检查，TCT检查联合高危型HPV筛查可以每5年做1次。

③针对男性：

有吸烟史者建议增加肺功能检查、肺部CT检查，有前列腺疾病症状者建议增加前列腺特异性抗原检查和前列腺B超检查；

有糖尿病病史者建议加做餐后血糖和糖化血红蛋白（每年最少2次）检查；

有高血压病史者必要时可考虑增加动态血压、动脉血管弹性检查；

有冠心病家族史者建议增加心脏彩超、颈动脉彩超、冠心病危险因子、运动平板、动态心电图等检查。

④针对更年期女性：

针对40岁以上的女性，除了基本的女性检查项目外，还建议每年做1次乳腺X线和乳腺超声检查，如有乳房肿瘤可以尽早发现。

女性在更年期前后，由于雌激素分泌减少，身体会发生一系列的生理变化。因此，可以加做激素水平、骨密度检查，以了解体内激素变化和骨质流失等情况，便于针对性地进行补充。

⑤针对乙肝病毒携带者：

在我国，不少肝硬化、肝癌患者都是乙肝引起的。因此定期检测病毒复制情况和肝功能，对乙肝表面抗原阳性者非常重要。复查的频率可以保持在1年1次或2次，检查乙肝两对半、肝功能、乙肝DNA、腹部彩超（可尽早发现肝脏病变）、血清甲胎蛋白和肝纤维化等项目。

⑥针对有明确症状者：

可以前往相应科室就诊，专科医生会根据症状给出更加明确及相关的检查建议。

另外，需要提醒大家一点，体检前应禁食8小时，但因为高血压等慢性病在服用药物的患者，可以正常服药，无须因体检特地停药。

但如果有发热腹泻等症状，则建议推迟体检时间。

6-5
定期做产检到底有没有必要

你知道吗？妊娠和分娩并发症是全球育龄女性发病和死亡的主要原因。[1]而这些并发症并不是不可避免的，通过产前检查就能做到提前预防，及时识别和治疗。

因此，做产检的必要性是毫无疑问的。但很多人不知道究竟该做几次产检，也不知道什么时候应该去做产检，每次产检做什么项目。

首先需要了解我们整个孕期分为孕早期（妊娠未达14周）、孕中期（妊娠14~27周+6天）、孕晚期（妊娠28周以后）。根据目前我国孕期保健的现状和产前检查项目的需要，《孕前和孕期保健指南》（2018）建议整个孕期要进行7~11次的产前检查。[2-3]如果孕妈妈有高危因素，则需要在医生评估后酌情增加产检次数。

第1次（妊娠6~13周+6天）：常规产检+地中海贫血筛查

首次产前检查，通过末次月经帮助孕妈妈们确定孕周、推算预产期，评估高危因素，按常规我们要测量基线血压、体重以及计算体重指数（BMI），测量胎心率。

孕期体质量增加范围的建议

孕前体质量分类	BMI/(kg/m²)	孕期体质量增加范围/kg
低体质量	< 18.5	12.5 ~ 18.0
正常体质量	18.5 ~ 24.9	11.5 ~ 16.0
超重	25.0 ~ 29.9	7.0 ~ 11.5
肥胖	≥30.0	5.0 ~ 9.0

其他的必查项目包括：（1）血常规；（2）尿常规；（3）血型；（4）空腹血糖；（5）肝功能和肾功能；（6）乙肝、梅毒、艾滋病筛查；（7）超声检查；（8）地中海贫血筛查，特别是地中海贫血高发地区，像广西、广东和海南等地。

在完善上述一系列检查后，在妊娠11~13周+6天的时候，千万不要忘记一项非常重要的超声检查：测量胎儿颈部透明层（NT）厚度以筛查有无潜在的染色体异常和胎儿异常。

第2次（妊娠14~19周+6天）：唐氏筛查

除常规检查内容之外，15~20周的孕妈妈可以进行唐氏筛查，也就是通过化验孕妈妈的血液来筛查胎儿染色体整倍体是否异常，该筛查能够初步筛检出21三体综合征、18三体综合征以及开放性神经管缺陷。

孕周为12~22周+6天的孕妈妈还可以进行无创产前基因检

测（NIPT），以筛查三种常见的胎儿染色体非整倍体异常，包括21三体综合征、18三体综合征和13三体综合征。

第3次（孕20~24周）：大排畸

孕妈妈们要复查尿常规、血常规，以及进行胎儿系统超声筛查，也就是我们常说的"大排畸"。

第4次（孕25~28周）：常规产检+唐氏筛查

除了血常规、尿常规检查，孕妈妈也不要忘记通过75 g OGTT（口服葡萄糖耐量试验）来筛查有无妊娠期糖尿病，也就是我们常说的"喝糖水"。另外，孕妈妈们在做OGTT检测之前是需要空腹的哟！

第5次（孕29~32周）：生长发育B超

除了血常规、尿常规之外，还要进行产科超声检查，查看胎儿生长发育情况、胎位、羊水量等，也就是我们常说的做"生长发育B超"。

第6次（孕33~36周）：常规产检+胎心监护

第6次产前检查，孕妈妈们同样要检查尿常规。在32~34周后可以开始进行电子胎心监护，对有高危因素的孕妈妈我们需要进行无应激试验（NST）检查。

第7~11次（孕37~41周）：产科超声+NST检查

孕妈妈在37周之后，需要每周进行一次产科超声检查以及胎心监护NST检查。

孕前和孕期保健指南速查表

	时间	常规保健	必查项目	是否空腹
1	孕6~13周+6天	建立孕期保健手册；确定孕周，推算预产期；评估孕期高危因素	血常规；尿常规；血型；空腹血糖；肝功能；肾功能；乙肝；梅毒、艾滋病筛查；超声检查；地中海贫血筛查；NT检查	空腹
2	孕14~19周+6天	分析首次产前检查的结果；血压、体重；胎心率；宫底高度	唐氏筛查；NIPT检查	不需要空腹
3	孕20~24周	血压、体重；胎心率；宫底高度	血常规、尿常规以及进行胎儿系统超声筛查"大排畸"	不需要空腹
4	孕25~28周	血压、体重；胎心率；宫底高度	75 g OGTT；血常规；尿常规	空腹
5	孕29~32周	血压、体重；胎心率；宫底高度；胎位检查	产科超声检查；血常规；尿常规	如查肝功能需空腹
6	孕33~36周	血压、体重；胎心率；宫底高度；胎位检查	尿常规；产科超声检查；NST检查	不需要空腹
7~11	孕37~41周，每周一次	血压、体重；胎心率；宫底高度；胎位检查	产科超声检查；NST检查	不需要空腹
备注：（如有特殊检查需要空腹医生会告知）				

　　定期的产前检查可以帮助医生对孕妈妈和胎儿的健康状况进行持续评估，对异常情况及时干预，以预防或减少并发症。除了到医院进行系统的产前检查之外，孕妈妈们还需要保持健康的生活方式，同时在家自行监测体重和血压，以及观察自己是否有阴道流血、胎动减少等症状。需要注意的是，如果出现异常情况，一定要及时就医，医生一般会根据每个孕妈妈的情况增加产检次数和检查内容。

参考文献：

[1] LINDEN K. Expanding the concept of safety in antenatal care provision[J]. Lancet, 2021,398(10294):4-5.

[2] 中华医学会妇产科学分会产科学组.孕前和孕期保健指南(2018)[J].中华妇产科杂志,2018,53(1):7-13.

[3] WORLD HEALTH ORGANIZATION. WHO recommendations on antenatal care for a positive pregnancy experience[EB/OL].(2016-11-28).https://www.who.int/publications/i/item/9789241549912.

6-6

♡

不同测量体温的方式

人的体温会因为不同的身体状态而发生改变，我们常说的正常体温指的是大多数人在正常情况下的平均体温。测量体温可以帮助我们发现身体的异常情况。事实上，即使在健康状态下，我们的体温也会在正常值上下波动。例如进餐和剧烈运动后体温升高，女性排卵期和经期都会伴随体温的明显变化。[1]

即使是在同一时间，人体不同部位的体温也有区别。

1.额温

测量部位——额头；

测量方法——测温枪垂直对准额头；

测量时间——1～15秒；

正常体温——36～37℃（成人）；

影响因素——运动、额头是否干燥、环境温度等；

测量特点——非侵袭性，实测温度较核心温度低，且不稳定。

2.耳温

测量部位——外耳道；

测量方法——红外线测量外耳道；

测量时间——1~15秒；

正常体温——36.4~37.4℃（成人）；

影响因素——室温、耳垢、外耳道分泌物等；

测量特点——实测温度接近核心温度，较为稳定。

3.口温

测量部位——舌下一侧；

测量方法——体温计放于舌下，闭口鼻呼吸；

测量时间——3~5分钟；

正常体温——36.4~37.2℃（成人）；

影响因素——饮食、吸烟等；

测量特点——侵袭性，实测温度接近核心温度，不稳定。

4.腋温

测量部位——腋窝正中；

测量方法——屈臂过胸，腋窝夹住体温计；

测量时间——5~10分钟；

正常体温——36~37℃（成人）；

影响因素——汗液等；

测量特点——非侵袭性，测量为体表温度，实测温度较核心温度低，不稳定。

5. 肛温

测量部位——直肠；

测量方法——润滑肛表置入肛门约15 cm；

测量时间——15分钟；

正常体温——36.9～37.9℃（成人）；

影响因素——有直肠隐患者禁用该方法测量；

测量特点——侵袭性，实测温度接近核心温度，稳定。

6.膀胱温

测量部位——膀胱；

测量方法——测温导管测量膀胱温度；

正常体温——较直肠温度高0.2℃（成人）；

测量特点——接近血液温度，可实现动态体温监测。

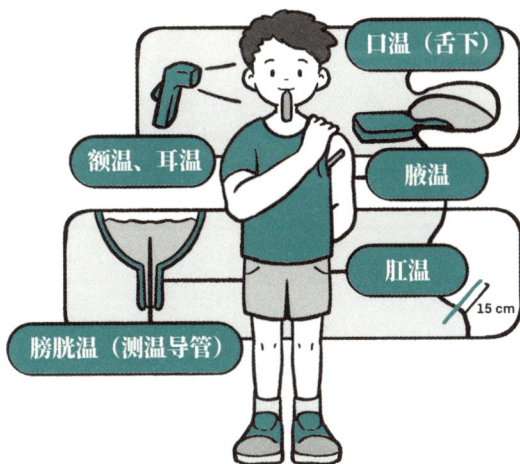

测体温的几个位置

额温和耳温的测量可以用额温枪和耳温枪，测量时间短，但也容易受到外界温度的干扰。

口温、腋温和肛温可以用体温计测量。目前的体温计主要包括水银体温计和电子体温计。电子体温计利用热敏电阻原理测量体温。水银体温计则利用水银热胀冷缩的物理特性进行体温测量。[2]

由于水银体温计易破碎、有汞中毒的危险，所以《关于汞的水俣公约》明确规定："自2026年1月1日起，禁止生产含汞体温计和含汞血压计。" 这里的含汞体温计也就是水银体温计。

如果经过测量发现体温超过了正常范围，那就要警惕，你可能发热了！发热分为不同等级，以口腔温度为例，发热分为4个等级：低热（37.3～38 ℃）；中等度热：（38.1～39 ℃）；高热（39.1～41 ℃）；超高热（41℃以上）。[3]

如果确实发热了，需要密切关注病情变化，加强休息，必要时及时就诊。

参考文献：

[1]全军热射病防治专家组,热射病急诊诊断与治疗专家共识组.热射病急诊诊断与治疗专家共识（2021版）[J].中华急诊医学杂志,2021,30(11):1290-1299.

[2]高树亭.体温测量研究进展[J].养生保健指南,2018,29:214.

[3]万学红, 卢雪峰. 诊断学[M].8 版. 北京：人民卫生出版社,2013:8-9.

6-7

医生的家庭药箱里都有哪些药？

家庭常用药有哪些，家庭药箱里应该放置哪些物品，一直以来都是很多重视健康的朋友所关注的问题。

今天我就带大家一起看看作为医生，我的家庭药箱里都有哪些东西。

1. 退热药

发热应该是备受大家关注和重视的一个问题。退热药中，我比较推荐家庭使用的是苯胺类的对乙酰氨基酚、非甾体类的布洛芬。这两种药都具有很好的退热效果，并且安全系数比较高。但需要注意的是，服用退热药后往往会出现大汗，这说明产生了退热效果。但对老年人或者体弱者来说，大汗后要警惕低血压，所以一定要记得多喝水，补充体液。另外需要提醒大家的是，退热药只是暂时缓解发热的症状，无法根治发热的病因。所以如果出现了发热，还是需要及时前往医院就诊。

2. 感冒药

感冒药的种类非常多，我自己在家备的是感冒灵颗粒。大家不一定需要跟我准备的一模一样，只要是对自己有效的感冒药就好。需要注意的是，感冒药本身无法治好感冒，因为大部分的感冒是由病毒引起的。但感冒药中没有抗病毒的成分，所以感冒药最大的作用在于缓解症状，让我们以一个舒适的状态去等待免疫系统战胜病毒。

3. 止痛药

提到止痛药，很多人都非常警惕，担心服用会不会成瘾。有这份警惕是非常好的，但大家需要知道的是止痛药有不同的类型。其实使用不当会导致成瘾的是阿片类药物，比如很有代表性的吗啡、芬太尼、舒芬太尼等，它们也是红处方的管制药物。这类药物其实普通人很难获得，即便是医生也需要有相应的处方权才能开具。而我们常见的止痛药，比如对乙酰氨基酚、布洛芬，并不会导致成瘾。对于很多女性朋友常见的原发性痛经引起的疼痛，可以在医生指导下合理使用止痛药来缓解，无须一忍再忍，备受煎熬。

4. 缓解皮肤瘙痒的药物

无论是天气炎热长痱子还是蚊虫叮咬后引起的瘙痒，炉甘石洗剂的止痒效果都是非常好的。使用前一定记得摇几下，将瓶内液体摇匀后再使用。

5. 缓解便秘的药物

便秘和腹泻问题，大家可能都会遇到，在缓解便秘方面，大家可以在家庭药箱里准备一瓶乳果糖备用。乳果糖的作用原理在于降低肠道内的pH值，并且保留水分，使大便没有那么干结；另外通过刺激结肠的蠕动，缓解便秘。

6. 缓解腹泻的药物

频繁腹泻很容易导致脱水，甚至都难以出门前往医院，因为你可能还没赶到医院就又想去厕所了。应对这种频繁腹泻可以先在家里服用蒙脱石散缓解腹泻症状，再前往医院就诊。

7. 消毒包扎的药物

我个人比较建议大家在家庭药箱里准备一些用于消毒包

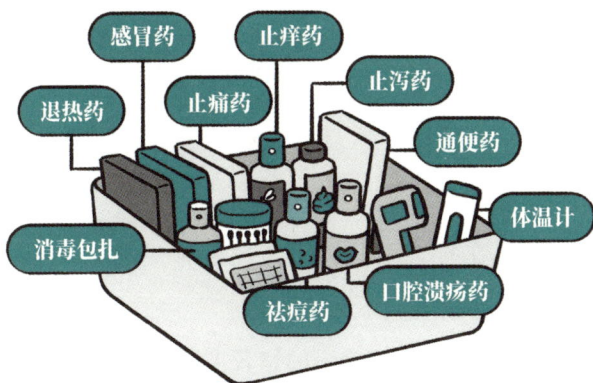

家庭药箱里的药品举例

扎的物品，比如消毒棉签、碘伏、创口贴之类。因为我们平时在家切菜、做饭、削水果，或者在户外打球运动时，难免会出现划伤手指或者摔倒蹭破皮的情况，这时我们就可以自己简单做一些消毒和包扎的处理。在这里提醒大家一点：消毒棉签一定是一次性使用的。千万不能消毒完皮肤后，觉得棉签快干了，于是又泡进碘伏里。这样，已经脏了的棉签会污染整瓶碘伏。另外在包扎手指时，一定不要整圈环绕包扎，避免影响手指的血液供应，导致坏死。

8. 祛痘药

祛痘药是我个人常用的药品之一，主要是因为我经常熬夜值班，所以时不时脸上就会冒几个痘。我个人觉得比好用的祛痘药有两种，一个是阿达帕林，一个是夫西地酸。这两种药祛痘效果都蛮好，但是阿达帕林属于第三代维A酸类药物，使用时需要注意皮肤耐受问题；夫西地酸呢，属于外用抗生素，一般连续使用时间不建议超过14天，最好是在医生指导下进行使用。

9. 口腔溃疡

口腔溃疡在日常生活中也是比较常见的，关于口腔溃疡的科普也做过很多次了，引起口腔溃疡的机制目前并不明确，也无法根治。对疼痛难忍的患者来说，可以考虑使用醋酸地塞米松口腔贴片。贴片里面有一些激素成分，可以发挥抗炎作用，促进溃疡的愈合。

10.医疗器械

除了一些药品外，家里也可以备一些常用的医疗器械，比如体温计、血压计等。

最后，再提醒大家一下，每个人的家庭药箱不用千篇一律。每个人的情况不同，可以根据自身情况增减药箱中的物品。比如糖尿病患者，可以增加血糖仪、日常服用的降糖药之类。胃肠道不好的患者可以增加一些护胃的药，或者促进消化的药物，等等。

另外，除了慢性病患者需要长期服用的药物外，备用药物不用一次购买太多，也不用购买大包装的，避免过期浪费。大家也一定要记得定期清理家庭药箱中过期的药品。如果家里有老年人，视力不是很好，大家可以在药盒上用红色记号笔写上过期的时间。这样就非常醒目，方便老年人一眼看清。

6-8

意外受伤后该用什么消毒伤口？

生活中难免磕磕碰碰，很多人都知道受伤后要去消毒皮肤。但常见的消毒产品很多，比如酒精、碘伏、双氧水，不同的消毒剂分别有什么特点？受伤后到底该用哪种消毒呢？

1.酒精

酒精的消毒原理是它渗入病原体体内后，通过吸收蛋白质或者脂质膜结构中的水分，使其发生变性凝固，从而达到消毒杀菌的作用。但酒精发挥作用需要乙醇在一定浓度范围内，目前推荐的有效浓度是70%~80%。国内最常用的医用酒精的浓度一般为75%。

但使用酒精消毒需要注意的是：

①75%酒精无法杀死细菌芽孢和孢子，也无法杀灭霉菌；

②酒精刺激性较大，并不适合给有开放伤口的皮肤消毒，眼、鼻、口腔、会阴部等皮肤黏膜也不推荐使用；

③酒精有一定脱脂作用，长期或者长时间使用酒精擦拭皮肤消毒，会导致皮肤干燥粗糙。

④酒精易燃易爆，并不适合喷洒，使用时应避免遇到明火或者静电造成燃爆。

所以，酒精适合皮肤完整的部位的偶尔消毒，或者对可以耐受酒精的物品擦拭消毒。

2.碘酒

碘酒（又名碘酊），是一种碘和碘化钾溶于酒精的溶液，酒精浓度约为50%。所以，其发挥作用的主要成分并不是酒精，而是碘。

但需要注意的是：碘酒由于刺激性较大，并有一定腐蚀性，所以并不推荐用于开放性伤口的消毒，只能用于完整皮肤的消毒。另外，在涂抹2~3分钟后需要用75%酒精进行脱碘处理，否则涂抹碘酒的皮肤可能会出现色素沉着、皮肤脱皮等情况。

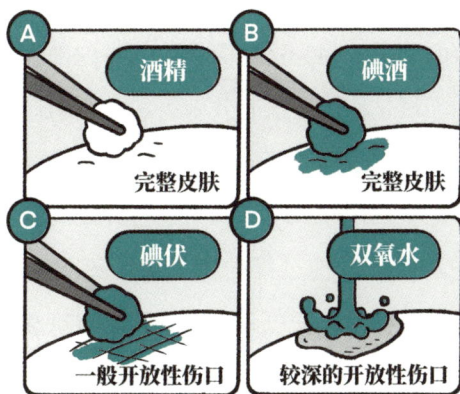

四种伤口消毒方式

311

3.碘伏

碘伏是一种络合碘和聚乙烯吡咯烷酮的水溶液，整个溶液呈现棕红色，主要是通过其核心成分——络合碘，释放游离碘发挥杀菌作用。与碘酒和医用酒精不同的是，碘伏由于不含有任何乙醇，所以没有刺激性，非常温和，可以直接用于伤口或者皮肤黏膜的消毒（眼睛除外），安全系数较高。现在已经越来越普及，可以家庭常备。

但需要注意的是：婴幼儿不要自行大面积涂抹使用，避免出现碘透皮吸收现象造成甲状腺功能减退。婴幼儿如有伤口需要消毒，特别是大面积消毒时，应及时就诊，在医生指导下进行。

4.双氧水

双氧水的主要成分是过氧化氢，目前常用的双氧水浓度一般为3%。双氧水可以通过强氧化作用发挥杀菌作用，适合比较深的伤口的消毒。因为这种深大的伤口内部容易出现厌氧菌，双氧水的强氧化作用可以有效杀灭和抑制伤口深处的厌氧菌，比如大家熟知的破伤风杆菌。

使用方法是直接用双氧水对伤口进行冲洗。

需要注意的是：冲洗过程中应尽量避免双氧水过多地沾到其他皮肤或者毛发导致变色，正常皮肤与双氧水接触容易因氧化作用发白，毛发沾到双氧水容易变红。因此，在用双氧水冲洗伤口后，可以用灭菌的生理盐水再冲洗一下。

另外，双氧水有一定腐蚀性，对黏膜和眼睛都有刺激性，如果不慎接触，应该用大量水进行冲洗，并及时就医。[1]

最后，看看这张表格来复习一下！

不同消毒剂的特点及注意事项

名称	主要成分	用途	使用注意事项
75%酒精	乙醇、水	手和皮肤消毒，较小物体表面消毒	易燃，不可用于空气消毒；手消毒后建议使用护手霜
碘酒	碘、碘化钾、乙醇	完整皮肤的消毒	刺激性大，不适合黏膜和敏感皮肤消毒
碘伏	碘络合物、水	伤口消毒	对碘过敏者慎用
双氧水	过氧化氢	冲洗伤口	刺激性强，有灼痛感

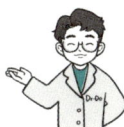

参考文献：

[1] 国家卫生健康委办公厅.国家卫生健康委办公厅关于印发消毒剂使用指南的通知[EB/OL].(2020-02-19).https://zwfw.nhc.gov.cn/kzx/tzgg/lyxclxgyhxhxwzscdsjyyswsaqcpdsp_261/202101/t20210118_2030.html.

6-9

♡ 关键时刻能救命的技能——心肺复苏

心肺复苏术，简称CPR，是针对心脏骤停采取的急救技术，目的是恢复被救助者的自主循环和呼吸。心脏骤停，顾名思义就是心脏的机械活动突然停止，无脉搏，无自主呼吸。这种情况下如果不能得到有效及时的救治，易导致患者发生心脏性猝死[1]。我国每年心脏性猝死的发生率约为0.04%，如果以13亿人口来估算，相当于每分钟就有1个人死于心脏性猝死。[2]

心脏骤停后的4分钟是救命的关键时刻，常被称为"黄金4分钟"。这是因为心脏骤停4分钟就会对大脑造成不可逆转的损害；10分钟后，即使病人抢救过来，"脑死亡"的概率也非常大。根据中国医学救援协会提供的资料显示，如果能在4分钟内正确实施心肺复苏，接近一半的猝死者有机会被抢救回来。[3]而急救医生一般很难在4分钟之内赶到，因此心肺复苏真的是关键时刻能救命的技能。

但普通人在学习心肺复苏的时候常会遇到3个难点：1.什么时候需要做心肺复苏；2. 具体该怎么按压，如何把握频率和力度；3.按到什么时候可以停止。今天我们就来一一说清楚。

何时需要做心肺复苏？

当然是发生心脏骤停的时候。那如何判断患者遭遇心脏骤停了呢？

1.查看有无意识：轻拍双肩并呼唤名字，如无反应，判断为意识丧失；

2.查看呼吸：心脏骤停者的呼吸断断续续或停止；

3.查看脉搏：手指放在喉结两边任意一侧（可以摸自己的动脉感受一下），心脏骤停者的颈动脉搏动消失。

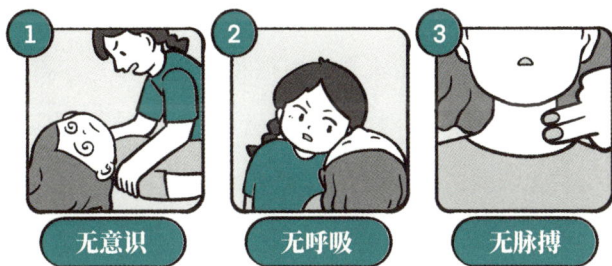

判断心脏骤停的方式

如果你发现谁虽然倒地上了，但四肢还在抽搐，心跳也还在，那可能只是癫痫，根本不用做胸外按压。需要做胸外按压的前提，必然是患者意识丧失、无呼吸或有濒死叹息样呼吸、10秒内未触及脉搏，这时候需要尽快拨打120，大声呼救，同时准备做心肺复苏。

心肺复苏具体操作（C-A-B）

C：胸外按压

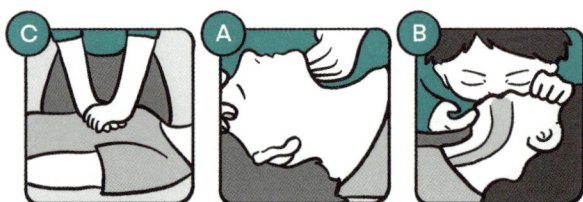

CAB示意图

为达到最好的按压效果，如有可能应把被救助者以仰卧位放置在一个坚硬的平面上（硬地或硬板），施救者跪在患者右侧的胸部旁，或站在床旁。根据相关的心肺复苏指南及共识，进行胸外心脏按压时，对成年患者每次按压深度应该至少达到5厘米或胸廓前后径的1/3，对儿童或者婴儿患者每次按压深度则应该至少达到胸廓前后径的1/3，按压速度要达到每分钟100次以上（100~120次/分）。[1]

A：开放气道

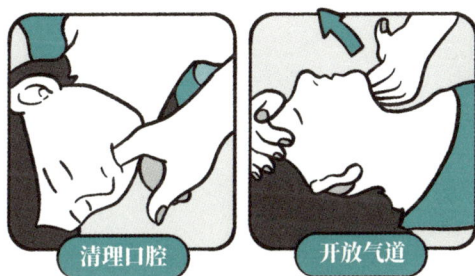

开放气道示意图

先清理患者口腔中的呕吐物或异物，如假牙等。然后抬起患者的下颌，使其头向后仰，下颌线与耳垂的连线与地面垂直，保持气道通畅。

B：人工呼吸

开放气道之后，捏住患者的鼻子，用嘴包住嘴，然后吹气2次，每次吹气时间不少于1秒。成人胸外按压和通气的比例推荐为30：2。对婴儿和儿童，如果有2名施救者在场，按压和通气的比例推荐为15：2。[1]

按到什么时候可以停止？

持续按到救护车到达现场或者被救助者恢复呼吸心跳，则为复苏有效。

当有2名或以上的施救者在场时，应每两分钟（或在每5个30：2的按压和通气的比例循环进行后）就轮换一次。如何判断复苏有效呢?

①摸：触摸颈动脉搏动，脉搏恢复（表明被救助者的自主循环恢复）；

②看：瞳孔由大逐渐缩小，口唇颜色恢复红润；

③问：呼唤被救助者，有答复且神智逐渐清醒；

④感觉呼吸：被救助者鼻腔有气流呼出，胸廓有起伏。

参考文献:

[1]心肺复苏2011中国专家共识组.心肺复苏2011中国专家共识[J].中国心血管病研究,2011,9(12):881-887.

[2] HUA W, ZHANG L F, WU Y F, et al. Incidence of sudden cardiac death in China:analysis of 4 regional populations[J]. J Am Coll Cardiol, 2009,54(12):1110-1118.

[3]中国医学救援协会.心肺复苏的实施与停止(Perform the Steps of CPR&stop)[EB/OL].(2017-07-10).https://www.kepuchina.cn/health/yxjy/2/201907/t20190710-1080078.shtml.

6-10

♡　"消炎药""抗生素"，你用对了吗?

很多人都习惯把阿莫西林称为消炎药，而忽略它抗生素的本质。这是因为许多人搞不清楚抗生素和消炎药的区别。要理解这个区别，首先要明白什么是炎症，什么是感染。

1.炎症/消炎药

炎症（inflammation）可以理解为我们的机体对伤害产生的防御反应。既然是防御，那肯定之前就有进攻了，比如细菌感染、病毒感染等等，这些都是细菌、病毒等对人体的进攻。所以炎症可以理解为"果"，而感染是"因"中的一

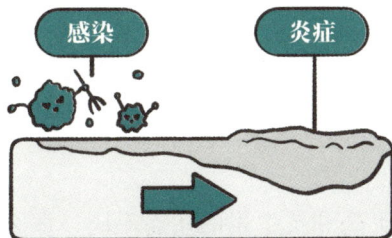

炎症产生的过程

种。除了感染引发的感染性炎症，还有无菌性炎症，例如由物理、化学因素导致的扭伤、烫伤等引发的炎症。

所以狭义上的"消炎药"是针对炎症反应本身的，炎症的典型特点是"红肿热痛"，而消炎药主要是用来缓解这些症状的，它并不能杀灭病原体。比如我们常用的布洛芬，它的分类是"非甾体类抗炎药"。这也是为什么用完布洛芬后，热退了，身上也没那么痛了。再比如醋酸地塞米松口腔贴片这类激素药物，也是具备消炎作用的。

2.感染/抗生素

而感染（infection）往往是由病原微生物入侵机体所引起的。抗生素曾被称为"抗菌素"。[1]目前发现的抗生素不仅能消灭细菌，而且对真菌、衣原体、支原体等多种病原微生物也有较好的杀伤作用。[2]所以，抗生素本身不直接对炎症反应有抑制作用，它更多是直接对因（根源）的，通过对抗病原微生物，间接达到消炎作用。

需要引起重视的是，不能打着消炎的名义滥用抗生素。比如明明是病毒感染引起的炎症，为了消炎却使用阿莫西林这种抗生素。希望我这么说，大家能基本理解其中的逻辑关系。

知道了消炎药和抗生素的用途不同，那么我们该如何区分呢？记住这些关键词！

消炎药一般分为甾体类和非甾体类。甾体类抗炎药一般是指皮质激素类药物，如地塞米松、泼尼松、可的松。非甾体类抗炎药是我们常用的止痛药，比如对乙酰氨基酚、阿司匹林、布洛芬等。

抗生素有很多种类，药名也很有特点。头孢菌素类的名字中多带"头孢"，如头孢拉定、头孢曲松等；喹诺酮类的名字中多带"沙星"，如环丙沙星、诺氟沙星等；碳青霉烯类的名字中多带"培南"，比如美罗培南、亚胺培南等；青霉素类应该是大家平时接触最多的，名字中多带"西林"，像阿莫西林、氨苄西林等。

当然，区分这些药物最好的方法，是看说明书。

那么，如何正确消炎呢？

1.由病原微生物感染导致的炎症，必须进行抗感染治疗；

2.对非"感染性"的炎症，比如脚崴了之后的红肿、疼痛，可以用对乙酰氨基酚，或者非甾体类抗炎药（如布洛芬）消炎止疼；

3.对自身免疫病导致的炎症，可以选择抑制免疫功能的糖皮质激素类药物，如地塞米松、氢化可的松等。

最后再提醒一下：抗生素和消炎药都不能乱吃。

参考文献:

[1]黄维佳,周晓洲."抗生素""抗菌药""消炎药"辨析[J].中国科技术语,2014,3:36-38.

[2] 沃尔什.抗生素[M].王峰,温琦,刘立明,译.北京:中国轻工业出版社,2009.

图书在版编目（CIP）数据

身体小信号，健康大预警 / 杜科业著. -- 长沙：湖南科学技术出版社 , 2025.9. -- ISBN 978-7-5710-3433-7

Ⅰ. R161-49

中国国家版本馆 CIP 数据核字第 20252K92L2 号

上架建议：畅销·科普

SHENTI XIAO XINHAO,JIANKANG DA YUJING
身体小信号，健康大预警

著　　者：杜科业
出 版 人：潘晓山
责任编辑：刘　竞
监　　制：秦　青
策划编辑：曹　煜
营销编辑：杜　莎　柯慧萍
文字编辑：王　争
插画设计：徐　瑞
封面设计：利　锐
内文排版：蚂蚁字坊
出　　版：湖南科学技术出版社
　　　　　（湖南省长沙市芙蓉中路 416 号　邮编：410008）
网　　址：www.hnstp.com
印　　刷：北京市雅迪彩色印刷有限公司
经　　销：新华书店
开　　本：875 mm×1230 mm　1/32
字　　数：223 千字
印　　张：10.5
版　　次：2025 年 9 月第 1 版
印　　次：2025 年 9 月第 1 次印刷
书　　号：ISBN 978-7-5710-3433-7
定　　价：58.00 元

若有质量问题，请致电质量监督电话：010-59096394
团购电话：010-59320018